多彩膳食健康全解码

What Color is Your Diet? The 7 Colors of Health

本书不是要代替医疗建议，或者取代医生。如果你患有疾病，或者怀疑自己患有疾病，就应该去看医生。如果你正在服用处方药物，在没有咨询你的医生以前，不要改变膳食或者锻炼的状态，因为这些改变会影响处方药物的代谢。

预防总是最好的药物，但是预防只有通过个体才能实施，包括正确饮食和经常锻炼，这是健康生活方式的基础。

虽然本书是谈论膳食和锻炼的。作者和出版者明确声明，因遵循本书建议，但没有采取适当医学监督而引起的负作用，不承担任何责任。

多彩膳食健康全解码

What Color is Your Diet?
The 7 Colors of Health

原著 [美]大卫·赫伯
译者 柴巍中 张玉红

北京大学医学出版社

图书在版编目（CIP）数据

多彩膳食健康全解码/（美）赫伯（Heber，D.）著；柴巍中　张玉红译．—北京：北京大学医学出版社，2007
书名原文：What Color is Your Diet
ISBN 978-7-81071-626-0

Ⅰ．健…　Ⅱ．①赫…②柴…③张…　Ⅲ．食品营养—基本知识　Ⅳ．R151.3

中国版本图书馆 CIP 数据核字（2007）第 185165 号

版权登记号：图字 01-2007-4331

多彩膳食健康全解码

译　　者：柴巍中　张玉红
出版发行：北京大学医学出版社（电话：010-82802230）
地　　址：（100191）北京市海淀区学院路 38 号 北京大学医学部院内
网　　址：http://www.pumpress.com.cn
E - mail：booksale@bjmu.edu.cn
印　　刷：北京佳信达艺术印刷有限公司
经　　销：新华书店
责任编辑：王凤廷　　**责任校对**：杜　悦　　**责任印制**：郭桂兰
开　　本：889mm×1194mm　1/32　　**印张**：8　　**字数**：216 千字
版　　次：2008 年 1 月第 1 版　2010 年 9 月第 2 次印刷
书　　号：ISBN 978-7-81071-626-0
定　　价：26.00 元

献给我的家庭、病人、朋友和我忠实的支持者！
献给那些思考如何用食物来改善健康的人们！

序

中国在世界营养学方面有着悠久的历史。以水果、蔬菜和大豆为基础的膳食，中国给世界树立了健康饮食方式和健康膳食的典范。20 年前开展的著名的康乃尔－牛津－中国营养项目研究，证明中国居民的膳食远比西方膳食好许多。这一研究项目开展了中国大陆和台湾一万多户乡村家庭的膳食、生活方式和疾病的调查。那时，中国乡村居民碳水化合物的摄入量占能量摄取量的 70%，相比之下，美国只占约 40%。中国乡村男性只有约 15% 的能量消耗来自脂肪，而美国当时几乎已达到 40%。虽然中美两国的蛋白质摄入总量近似，但蛋白质来源则差异很大。在美国，超过 70%的蛋白质来自不包括鱼类的动物性食物，而中国则只有 7%。可是，在过去短短的数年里，中国人的饮食习惯则发生了快速转变。1989 年至 1993 年间完成的中国健康和营养调查显示，摄取高脂膳食的成人比例已从 22.8%上升到了 66.6%，正在快速转向工业化国家的典型膳食模式。在饮食的嗜好选择上发生了根本改变，高脂、高糖和高能食物越来越流行。城市个人收入增加、更容易获得加入糖和植物油的美味食物是主要原因。中国的现代食品工业发展，人口从农村向城市迁移和大众媒体对这种饮食习惯的转变起到了推波助澜的作用。加之，从农村生活转向城市的制造和服务业工作，中国居民减少了日常的体力活动。这确实减少了中国营养不良人口的数量，但同时显著增加了超重和肥胖的人数。采用本书的知识和信息，个人可以建立平衡营养和健康的生活方式。本书有关利用高品质蛋白质、有色水果蔬菜并结合健康生活方式的介绍，希望给尽可能多的中国人带来有关均衡营养的知识指导。向高脂肉的膳食转变，会减少来自高纤维水果蔬菜的健康碳水化合物，加之活跃的体力活动减少，会引起很多的营养健康问题。了解本书谈到的许多植物营养素的健康益处，在吃饭以前，只要看看餐盘，利用食物的颜色帮助选择健康的膳食是一个非常容易和自然的方式。我希望你们能够利用本书来教育自己和周围的中国人掌握平衡营养和健康生活方式的知识。

大卫·赫伯 医学博士，哲学博士

2007 年 11 月 于美国加州洛杉矶

译者的话

膳食营养与人类健康存在密切关系。那么怎样的膳食才是营养健康的？如何才能吃出健康来？美国著名营养学家——大卫·赫伯教授提出的色彩膳食可以给你一个解答！大卫·赫伯教授对水果蔬菜及其制品进行了颜色分组编码，制定了颜色编码菜谱，并分别推出了男士、女士一周的颜色编码食谱计划，以及如何采购和制作颜色编码食谱。这是本书非常独特创新的地方，具有重要价值和实际指导意义！大卫·赫伯教授还专题讨论了典型的植物性食物、补充剂、调料和药草的保健作用和使用方法，进一步拓展了色彩膳食的概念和范围。这与我们中国饮食养生、药食同源的思想不谋而合，异曲同工。色彩膳食是对西方膳食的反思和调整，代表了西方饮食革命的新探索，反映了世界饮食发展的新风尚！对我们今天的饮食方式转变和西式化发展具有重要的启迪和借鉴意义！

现在社会上流行的一些营养与健康的说法，给人们带来了许多困惑。大卫·赫伯教授简洁生动地论述了常见的营养谬误、锻炼与健康、脂肪与减肥、衰老和生病机理以及保持健康的膳食措施，读来令人茅塞顿开，增长见识！与过去相比，我们吃的“越来越好”了，但营养不良的问题依然存在，膳食相关性慢性疾病呈快速发展和愈趋严重复杂。大卫·赫伯教授独到的见解和分析，令人深思，发人深省！“吃什么，怎样吃”，攸关个人的健康长寿，也关乎民族命运和社会和谐发展。大卫·赫伯教授作为国际一流的营养健康专家，以他几十年的研究经验和知识积累，从国际和人类发展的大视野，通过简洁生动的科普文笔给我们论述了基因与疾病、膳食与健康、食品演变与政治经济的深刻道理，值得阅读和学习！

我在中国高等学术机构从事营养健康的教学科研工作，也曾在西方留学，非常理解并认同大卫·赫伯教授的观点和建议，也从中学到了很多东西。我为能有机会翻译大卫·赫伯教授的书籍而感到荣幸和高兴！我向关心自己健康、以及“不关心”或者不知道如何关心自己健康的人们大力推荐阅读本书，一定会有所助益的！由于时间仓促，加之个人水平有限，错误和纰漏的地方在所难免，还望读者不吝赐教！

译者　柴巍中博士

2007 年 12 月于北京

目 录

你的基因和食物：昨天、今天和明天

引　言

你的膳食是什么颜色？褐色，还是白色？大多数美国人很少吃有颜色的食物。调查显示，每个美国人每天平均吃三份水果和蔬菜，一份相当于半杯煮熟的蔬菜，或一杯生蔬菜，或者一片水果，可以简称为两份蔬菜一份水果。如果这三份蔬菜水果由卷心莴苣、炸薯条和少许调色的番茄酱组成，那你的健康就会遇到大问题！

多数美国人的膳食主体是谷物和肉。一大块肉排或一大块鸡肉是一顿饭的核心。10%的美国人根本不吃水果蔬菜。

几乎所有食物都有值得推荐的地方，但是许多食物实际上已去除了有效用的有色化合物，这些有色化合物可以保护你的基因、视力和心脏，减少身体炎症、预防常见癌症和其他衰老疾病。

颜色保护你的身体免受氧损害

食物有颜色，是因为食物含有可以吸收可见光的化合物，这些被称为“植物营养素”的化合物的碳原子间具有化学“双键”。化学键实际上是一团电子云，它能吸收环绕在活性氧原子（氧自由基）周围并具有破坏作用的脱轨电子。氧自由基不会对学院的管理大楼造成毁坏威胁，但能对人们身体活细胞的多数部位带来烧伤状的损害，包括损害组成基因的关键化合物——DNA。并不是植物中有保健作用的化合物都能吸收颜色，但如果有足够多的化合物能够吸收颜色，并给你的膳食带来尽可能多的不同颜色，这就很有意义了。

垃圾食品和垃圾膳食

我不挑剔任何单个的食品，没有纯粹的垃圾食品。但是，当你把很多不太健康的食品放在一起时就形成了垃圾膳食。垃圾膳食不仅仅指食用添加脂肪和糖的高脂、高糖的宴席食品，人们从中摄取了过多的热量，也指从所吃的食物中摄取的有色水果蔬菜太少。膳食有一个无法回避的特性，就是你一天只能吃有限量的食物。因此，在食物中添加含热量少的东西，不仅吃进去的热量减少，同时还避免了其他不健康的东西。水果蔬菜不仅热量低，同时比取代的高脂食物的营养更丰富。

重新调整你的膳食

如果你认为自己无法控制膳食，本书对你就很有帮助。高脂、高糖的食物悄悄地增加了膳食中不需要的热量。我不反对糖和脂肪，糖和脂肪到处存在，甚至水果蔬菜中也含有一定的糖和脂肪。水果蔬菜的含量与美味快餐食品中过多的糖、油和盐的含量不在一个水平上，快餐食品中额外的糖、油和盐是用来增加味道，诱惑你更多的购买食用它。当你在饮食中增加水果蔬菜代替快餐食品时，你就在重新训练味觉，享受真正的食物带来的新鲜。

水果蔬菜增加营养减少热量

增加膳食中的水果蔬菜，取代高脂肉和精制的谷物，如面包、面条、糕点和馅饼，你消耗不了这些谷物食品和肉带来的额外热量。如果你在为控制体重而发愁，你不会感到孤独。事实上，每两个美国人中就有一个超重或肥胖。是该调整膳食时候了！ 但是，你该如何做呢？

本书有哪些关于水果蔬菜的新内容

人人知道，或者说应该知道，水果蔬菜是有益于健康的。那么本书有什么关于水果蔬菜的新信息和不同于以往的内容呢？卷心莴苣，或白色土豆与红色番茄、橙色胡萝卜、或蓝色的蓝莓是不一样的。

每一种有色的水果或蔬菜会给膳食带来特别的好处。你当然不想只吃一种颜色的水果和蔬菜。每一种水果或蔬菜，不管是红的、黄的、绿的，或紫的，都对身体有益处，或通过体内一定路径发挥对健康的有益作用。你将学习如何使用本书的颜色编码来给你的膳食添加不同的水果蔬菜。颜色编码是依据特别的有益食物而编制的，这些食物可以预防衰老过程中罹患的常见疾病。

- 你将了解如何对你的膳食添加水果蔬菜来提高营养价值，减少热量摄取和减轻体重，保持健康。
- 你将了解在美国有哪些水果蔬菜帮助预防失明（视网膜黄斑变性）。
- 你将了解哪些水果蔬菜预防哮喘。
- 你将了解哪些水果蔬菜预防最常见的癌症，如乳腺癌、前列腺癌和直肠癌。
- 你将了解水果蔬菜如何通过四种方式保护基因中的关键物质——DNA免受损害。
- 你将了解水果蔬菜怎样预防身体炎症——心脏病和常见癌症的基本病因。
- 你将学习怎样根据你的身体，使用个性化的蛋白质、能量和脂肪计算公式，将水果蔬菜与纤维、蛋白质、某些关键维生素和矿物元素结合起来维持最适宜的健康状况。

为什么编写本书？

大多数谈论膳食的书籍用一个巧妙的暗语开头，如减少或消除膳食脂肪，这会导致蛋白质的摄入太少，丢失大量的肌肉。还有书籍鼓励高蛋白、高脂肪、低糖或无糖、或无精制碳水化合物的膳食，这可能失去好的碳水化合物，如水果蔬菜中的碳水化合物。

本书在配制你的总体膳食方面有所不同，首先以水果蔬菜作为基础，然后确定身体的热量和蛋白质的需要。身体的瘦体组织与脂肪组织的相对比值决定身体的热量需要，而不是身高或体重。

身体中的瘦体组织数量也决定蛋白质的需要量。你将得到有关一天的蛋白质和热量需要的个性化描述。然后，采用这样的框架，你将了解调味品、草药、维生素和矿物质的有益作用。通过配制满足个性化需求的膳食，本书将提供最健康的膳食，这种膳食可以帮助减少体重。

了解为何这样做

与其他膳食指导书不同，通过本书，你在了解怎样做的同时，也了解为什么要这样做的道理。部分人只是想知道怎样做，并相信这样做是有作用的。可是，如果你也想知道为什么这样做，本书就是为像你这样的人而编写的。通过本书，你将学习人类基因学、膳食与 DNA 的相互作用。DNA 是脱氧核糖核酸的简称，它组成了人类的染色体。染色体是每个身体细胞中的个人编码，它决定了你是谁。DNA 损伤是癌症和许多其他常见病的根源。本书也让你了解 DNA 损伤是如何发生的。水果蔬菜中的化合物是怎样保护 DNA 免于损害。

你也将了解为什么这样的膳食是有作用的。5 万年以前，人类起源于以植物为基础的膳食。现代膳食的发展才只有 50 年或 100 年的历史。现代膳食与我们的基因之间失去了平衡。通过本书你也将了解如何恢复这种自然平衡。

我想帮助你的个人理由

我写本书的目的，是想把膳食维护最佳健康的知识告诉大家。过去的二十年来，我一直是一位执业医师和专门研究营养的医学科学家。1983 年，我创建了加州大学洛杉矶分校的临床营养学系，我也是加州大学医学和公共健康领域的教授，承担医学院和公共卫生学院的教学工作。我从事令人激动的营养事业是从获得加州大学化学学士学位开始的，为此我在诺贝尔获奖者的实验室度过了三个暑假。在哈佛大学医学院，我师从研究激素分泌的知名学者，在内分泌实验室工作了两年时间，获得了医学学位。我在波士顿的贝斯-以色列医院完成了我的医师见习期。在加州托兰斯港口总医院，我完成了住院医生实习期，同时也做了三年内分泌学方面的研究学者。在加州大学洛杉矶分校，我研究一种作用于大脑专门区域控制男女生殖的微蛋白而获得了生理学的博士学位。在结束我在托兰斯港口总医院研究工作的时候，我加入了加州大学洛杉矶分校的教师团队，开始了营养学的研究、教学和治疗病人的职业工作。我现在仍在看病、教学和开展营养学研究，营养学的研究主要集中在三个领域：肥胖、癌症预防和治疗、植物补充剂。

我编写本书，也是因为我认为美国的医学处在转折的关键时期，必须改变某些方面。我相信下一个世纪，医学必须强调通过健康教育和改变食物供给来预防疾病，而不仅仅是在损害发生以后来治疗疾病。现代医学权威机构谈论疾病时似乎与营养毫无关联，吃你想吃的，高技术的医学会治疗损害产生的疾病。我则采用不同的措施。通过本书描述的膳食的简单改变，你就能够影响你的健康。每一次变革总是从个体开始。既然这样，那就从你开始，跟着我开始令人激动的学习旅程。当你学习如何给你的膳食添加一系列颜色的时候，你就在保护你的 DNA，预防威胁健康和长寿的常见疾病。

配制膳食的颜色

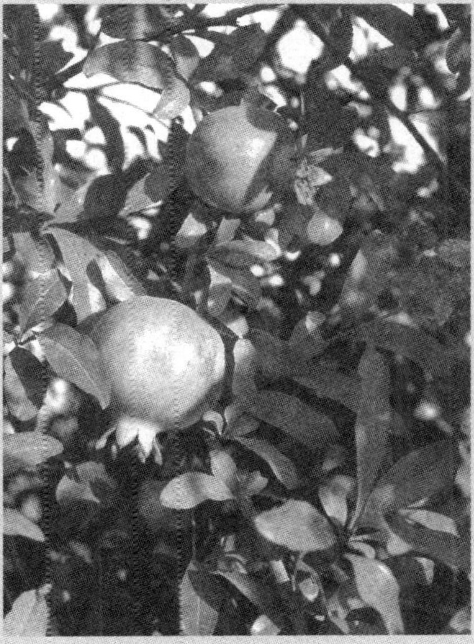

你的膳食颜色如何？

我们的膳食传统上是褐色的。在富饶的尼罗河流域，褐色谷物如小麦为人们提供了可靠的能量来源，但是人们却为此付出了代价。在古代，埃及人吃以谷物为基础的褐色膳食。当埃及木乃伊出土时，他们明显具有关节炎、糖尿病和癌症的症状。早期农民的谷物膳食比狩猎采集者食用的色彩丰富的膳食相对缺乏营养，因而他们的身材相对矮小。在罗马帝国时代，谷物从埃及出口到罗马来供应社会底层人群，避免叛乱。快餐食物在当今社会扮演着同样的作用？我们的谷物膳食包括玉米油、玉米糖和玉米饲喂的牛肉。这些食物价格不贵，并且一天 24 小时均可以获取。我们的宠物吃谷物膳食，遭受到了人类的癌症、糖尿病和其他疾病的威胁，甚至我们实验室的老鼠也吃褐色颗粒狗食，也遭受到肥胖和自发肿瘤高发的威胁。

吃饭是愉快的，我们用手中的美元投票支持由炸薯条、汉堡和奶酪等组成的褐色膳食。我们喜爱的膳食的唯一问题是它不适合于我们的基因。我们的基因是在以植物为基础的狩猎采集者的膳食基础上经过数万年进化而形成的。狩猎采集者的膳食中脂肪含量相当于现代人的一半，不含奶制品、加工食品，也没有精制糖、酒精和烟草。我们人类最近的动物亲属——大猩猩和黑猩猩，根据颜色、大小、质地和味道来选择丰富多样化的植物食物。今天，在像新几内亚岛这样的地方，我们仍然可以发现狩猎采集者采食八百多种植物性食物。美国人吃的水果蔬菜不超过二十种，大多数美国人每天仅摄取三份水果蔬菜。添加食物比撤除食物容易实施，那我们就从简单增加水果蔬菜保护你的基因免受损害开始。

从褐色到彩虹色

习惯是令人熟悉和愉快的，不管好坏，都能够帮助我们减轻日常生活的压力。当生活压力增加时，进食的压力也相应增加。牛排餐厅、外卖餐馆的兴起，我们熟悉的汉堡油炸快餐店继续盛行，证明释放压力的进食习惯是具有持久吸引力的。也许你很了解你吃饭的方式不好，但就是不知道如何改变。不管出于何种理由，如果你打算改变你的吃饭方式来改善健康，本书就很适合你。我编写本书时想简化许多令人困惑的膳食资讯，便于人们能够应用来改变膳食。继续进食不利于健康的食物，一直等到最后一个审察委员审核完每一份科研报告，每个反对者都取得一致同意，这样不好。因为到那时，我们都已死亡。现在就要开始改变饮食习惯，应用这些资讯来最大限度地保障你的健康和寿命。

事实上，营养学已具备坚实的科学知识基础。人类遗传学和疾病研究方面也有令人兴奋的突破，这些都在大声明白地告诉我们：摄取有色彩的膳食。我的工作是在必须保持真实的前提下，把科学领域的专业术语翻译成可以理解的日常话语。

DNA 和四个碱基组成的语言

每个身体细胞中都有 DNA 的存在，它是由四个密切相关的不同碱基单位组成的长链状结构。四个被称为 A、T、G、C 的 DNA 碱基单位组成了身体能识别的生物字母表，由这个字母表来控制特殊蛋白的生成。编码每个蛋白的程序就是一个基因。可以把组成每个基因的碱基看成两个双螺旋镜像链之间的连接体。双螺旋链可以被拉开，在单条 DNA 链上复制同样的碱基序列。碱基跟碱基之间是配对的，A 总是跟 T 配对，G 总是跟 C 配对。正是这种编码语言和完整的 DNA 链才使得细胞增殖成为可能。参与形成下一代的细胞由来自两个不同人体的单股 DNA 链组成，因此下一代遗传了父亲和母亲的特征。四个碱基组成的DNA编码存在于23对染色体中，形成了约40亿个字母，组成了你本人的基因编码。舌头和肠道的细胞每隔几个小时就分裂一次，每次分裂时，DNA链的拉开和重新拉合要非常准确。有时候就出现了错误，但错误被及时修复。可是当我们变老时，DNA损伤在累积，多数是无害的，但有时这种损伤则会促进癌症、心脏病和糖尿病的产生。

DNA与基因

当进行遗传翻译时，DNA中的信息提供了决定所有身体和行为特征发育阶段的指令，包括头发、指甲、内部器官、骨骼、大脑、性格、精子、卵子等方面的特征信息，将你的基因传给需要这些信息的下一代。90%以上的DNA实际上并不编码蛋白质的生成，而是调节DNA的使用方式。因此，DNA损伤可能影响基因打开和关闭的方式，这种过程影响到一系列疾病、包括常见癌症的发生。

DNA损伤和如何应对这种损伤

我们身体中DNA是如何被损伤的？答案是氧气。几十亿年以前，当细菌捕获太阳光能制造自身能量的时候，便开始在大气层中生成氧气。氧气占我们呼吸空气的20%，当它暴露在热和光的环境中时，转变为氧自由基。由于存在一个未配对的电子，氧自由基就像漂白剂，这个电子转来转去找寻作用目标，它可作用于蛋白质、脂肪、碳水化合物和细胞中的DNA。为了应对氧气的威胁，植物形成了神奇的缤纷色彩，像红草莓、绿椰菜和橙色胡萝卜。

所有有色物质是用来保护植物免于大气中氧气的危害。他们看起来有颜色，是因为这些物质中的化学结构可以吸收可见光。

这种吸收光线的化学性质可以中和损害DNA的电子。你如果在贫瘠土壤中种植产生果实的植物，植物果实和叶子会变成苍白色，并出现黑点，这是植物被氧气烧伤的显示。如果切开苹果，在空气中暴露一两分钟，苹果会变成棕褐色。苹果的红外皮可以保护苹果免遭氧气的损害。当我们吃苹果红色的外皮时，也会摄入同样的有色物质，这些有色物质在身体内部保护我们的DNA。

膳食对DNA的保护作用

大约50万或100万年以前，现代人类开始进化，依赖于水果蔬菜中的有色物质保护身体细胞免遭损害。开始时，人类的身体具有制造保护DNA物质的系统，但许多系统在进化的过程中丢失了，如丢失了制造维生素C的基因，因为古代的人类膳食中维生素C含量丰富，身体不再需要这一系统。某些有色物质，如胡萝卜的橙色，是贮存在脂类物质中，而另一些物质，如椰菜中的物质，可以促进身体细胞产生保护DNA的蛋白质。我们的身体降解吃进去的许多植物性保护物质，只有20%从尿中排出。但在分解过程中，这些植物营养素给DNA发出制造特殊蛋白质的信号，这个被称作“酶”的信号可以分解这些植物营养素和身体细胞产生的或者从食物中吸收的毒素。所以，你可以想象到，只有那些与特定蔬菜水果中存在的植物营养素具有同样化学结构的毒素才可被解除毒性。

因此，尽可能摄取多样化的植物性食物是有作用的。人类进化产生的分解植物营养素的酶也可以保护我们的身体免遭药物中的化合物和许多抗生素中含有的阿司匹林的损害。饮用柚子汁影响身体分解广泛使用的降胆固醇药物的事例就证明了这种作用。当服用正常剂量的降脂药物3天后，血药水平比饮用柚子汁时的血药水平高2倍。柚子汁中的化合物抑制了一种小肠壁酶的产生。柚子汁中的化合物与基因的相互作用就是饮食显著影响身体酶系统作用的一个典型事例。以后还要举出很多这样的例子，关

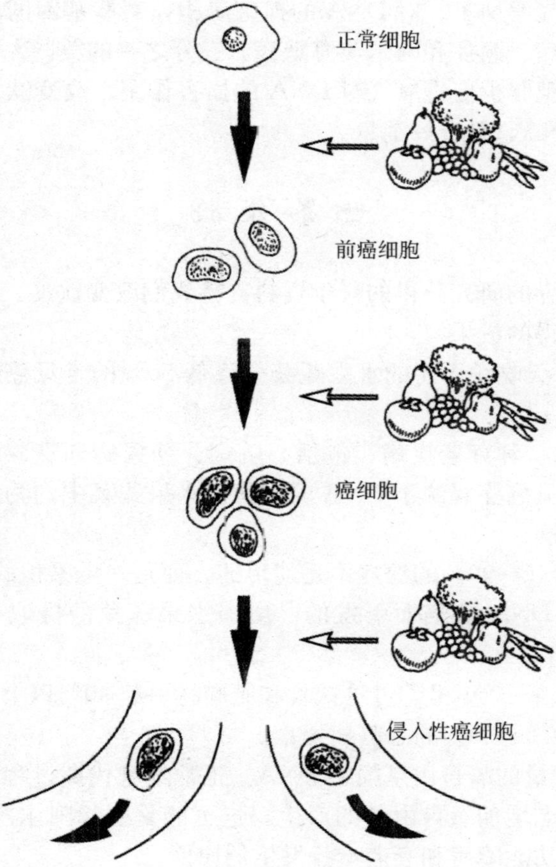

植物化合物阻止癌变过程

键是这些酶的改变可以保护我们的身体免遭饮食或环境中化学物质的损害。

DNA 损伤和常见病

当我们衰老时，身体中 DNA 保护系统的功能降低，细胞中产生的氧气增加了。对DNA的损害累积，某些基因的改变导致出现心脏病、癌症和阿尔茨海默病。三分之一的美国人受到肥胖的影响，肥胖也促进氧气对DNA的损害作用。改变饮食方式可以保护DNA，是个好消息。

世界经验

全世界的研究获得的科学资料支持我们改变饮食。以下是这些研究取得的成果：

- 每天吃约1磅的水果蔬菜会降低50%的常见癌症的发生风险。
- 每一种衰老疾病，包括心脏病、糖尿病和乳腺癌、前列腺癌等常见癌症起源于DNA的损伤。水果蔬菜中的物质可以预防这些疾病。
- 80%～90%的癌症不是遗传的，而是一生累积的DNA损伤导致的DNA缺陷而引发的。增加水果蔬菜的摄取可以预防DNA损伤。
- 未来10年里，过量饮食和肥胖将引起90%以上的糖尿病和导致70%～80%的心脏病死亡。
- 过量的氧自由基损害DNA。正常细胞代谢过程产生氧自由基，衰老增加氧自由基的产生，这可能是引起阿尔茨海默病、其他大脑功能障碍和衰老本身发生的原因。
- 我们的身体采取各种方式来保护DNA，衰老时这种保护作用停止。
- 我们的身体依靠食物中的植物化合物支持DNA的天然保护机制，衰老时更依赖于这种支持作用。
- 我们还有其他的办法保护DNA，这是个好消息。

DNA编码和水果蔬菜的颜色编码

DNA编码产生在5万年以前，那时还预见不到会有汉堡、炸薯条、比萨饼这样的膳食。现代膳食与5万年前形成的DNA之间的不和谐是引发现代常见病的发病原因。

白色和褐色膳食一般会增加热量。因此，一半美国人超重。膳食学理论认为谷物中的碳水化合物引起肥胖，过量摄取碳水化合物会给细胞传递快速生长的信号，增加DNA损伤。当水果蔬菜吃得太少，难以抵抗热量摄入过多而引起的DNA损伤增加，这时DNA的损伤更为严重。脂肪细胞释放激发炎症的物质，这是引发动脉粥样硬化和常见癌症的关键因素。水果蔬菜中的物质可以抵抗脂肪细胞信号引起的炎症反应。

颜色编码将帮助恢复膳食中丢失的东西，这样可以优化对细胞和细胞基因的保护。

重新设计膳食，控制饮食过量

大多数时候，你并不是有意要吃过量，而是你吃的食物中添加了激发味觉的糖和油脂。我会告诉你如何保持味觉，但又可避免摄取过多的脂肪和糖。你不可能完全躲开脂肪和糖，因为水果蔬菜中也存在少量的脂肪和糖。但是，你可以用健康的水果蔬菜代替含有大量脂肪和糖的快餐加工食品。

仅仅从食物中去除脂肪和糖是不够的，你还需要摄入合适的足量蛋白质。大豆蛋白至少应占到你每天摄入总蛋白质的一半，每餐都要有蛋白质。一片烤面包和一杯咖啡不是一顿好的早餐。早餐应是健康的高纤维大豆早餐麦片，或者是大豆蛋白粥和水果。午餐和晚餐时，摄入3～6盎司低脂蛋白质，如大豆代肉品、白色鸡肉、白色火鸡肉、海鱼、虾、扇贝、龙虾等海产食物，你还得用颜色编码来选择进食特殊的水果和蔬菜。如果你的体格高大，下午可能还要加一次豆奶。如果你是一个小个子的女性，中餐和晚餐吃 3 盎司的蛋白质，下午不需要加餐。

用颜色编码来配制膳食色彩

当减少脂肪和糖的摄入并增加蛋白质的摄取后，你的新膳食中还需要一种关键的成分——有色的水果蔬菜。我们都知道水果蔬菜是有利于健康，这不是什么新信息。水果蔬菜中含有可以吸收可见光并产生不同颜色的化合物，根据水果蔬菜的颜色——红色、红色/紫色、橙色、橙色/黄色、绿色、黄色/绿色、白色/绿色来进行分类，这是新信息。这些化合物被称为“植物营养素”或“植物化合物”。每一种有色化合物都以不同的方式保护你的基因和 DNA。每天确保摄入这七种颜色编码组别的代表性水果和蔬菜，你将满足许多政府机构，包括国家癌症研究所，推荐每天摄入五到九份水果蔬菜的推荐要求。

你可以多摄取有色水果蔬菜进一步满足身体保护 DNA 的需要。水果蔬菜不完全一样，不同的颜色表示作用不同，你还可以每天摄入 1 克左右的“类黄酮”化合物，可以取得仅用维生素所不能达到的保护水平。我并不反对服用一定量的维生素类膳食补充剂，但这不是继续维持不健康膳食的理由。

基因和膳食：你为何有风险

每个人是不一样的。有人吸烟、饮酒，吃想吃的任何食物，且没有明显的健康损害。通过阅读本书，你将学习人类遗传学的知识，理解我为什么认为许多人并不是如此幸运，而是受到美国膳食的伤害。自从人类在地球上存在以来，多数时候是缺乏食物的。为了得到充足的能量，要吃几磅的植物性食物。在某些地方，人类仍在摄取多样化的有色植物性食物。人类进化产生基因来保存能量，避免饥饿。古人也有控制从膳食摄入过量植物营养素的基因。今天仍保持这种饮食方式的狩猎采集者没有受到肥胖、心脏病、癌症、高血压、胃酸过多等疾病的困扰。可是，你也有几乎一样的基因，且易受到这些文明病的影响。

总结各种方法来创造膳食色彩

通过本书，你会学习用简单的方法改变膳食，保护 DNA 免受损害。

- 采用简单的颜色编码系统，用有色水果蔬菜代替乏味的淀粉类食物。
- 用富含饱腹纤维的健康美味食物代替含有植物油和精制糖的食物。
- 每餐摄取充足的蛋白质来保持肌肉，避免饥饿，而不用摄取不健康的高脂肪、高蛋白质膳食。
- 了解大豆蛋白和绿茶如何保护 DNA。
- 了解维生素、矿物元素和膳食补充剂如何保护我们的 DNA。

汇总以上方法，结合包括锻炼和理想的健康生活方式，你就可以减少 DNA 损伤，减少患衰老、阿尔茨海默病、糖尿病、癌症和心脏病的风险。

当向世界推销美国的生活方式和美式食品的时候，我们也在推动肥胖和癌症的流行。也许会需要几十年来了解膳食和生活方式如何影响这些疾病的发生。但是，现在已有足够的科学信息可以帮助我们平衡膳食，影响基因的发育和保护 DNA。

下一章，你将设计你自己的颜色编码膳食。

配制自己的膳食颜色

设计有色膳食的关键是把你从七种颜色组别中选择的水果蔬菜放进个性化的膳食—锻炼计划中去。计划的第一步，确定你的能量需要。你吃进去的能量多于消耗，会使体重增加并消耗DNA保护物质。能量过盛时，身体会给细胞传递加快复制的信号，这时就会发生上述情况。细胞的过分产生，加上这一过程引起的DNA损伤，就会开始启动最终导致心脏病、常见癌症、阿尔茨海默病的长期进程。

热量供给与身体需要匹配

注意自己所吃的食物份量，充分锻炼，预防增重，如果体重增加，说明你吃进去的能量多于消耗。当开始从一般的美国膳食转到颜色编码膳食，你可能要丢失几磅体重，因为每单位水果蔬菜的含热量比精制的面包、蛋糕、馅饼少。如果你想正确估计你的能量需要量，参看附录1。附录1根据每磅每天瘦体重消耗14卡热量的标准，测定你的瘦体重和计算基础能量需要量。

蛋白质摄入与身体需要匹配

你的瘦体重是指从总体重里减去脂肪后的重量。脂肪不需要蛋白质，而1克瘦体重每天需要1克蛋白质。当蛋白质摄入不足时，就会损失肌肉蛋白质。过去的几十年来，流行低脂饮食，意大利面条和其他精制碳水化合物成为膳食的主体，人们错误地除去或大量减少膳食中的蛋白质。

我曾看到很多女士以烤面包片（百吉饼）和咖啡作为早餐，

午餐吃没有肉的沙拉，晚餐吃没有肉的面条。你会为此感到吃惊。这些妇女看起来很瘦，但瘦体重却很少。当我测量她们的体脂时，脂肪不少。她们需要的热量很少，所以要严格限制热量的摄入。蛋白质满足食欲，每餐都应有蛋白质摄入，直到满足一天的总需要。你不一定要按照一些流行的膳食计划建议的那样去吃奶酪、肉排、汉堡、肋骨来提供身体需要的蛋白质。吃白色的鸡肉或火鸡肉、多种鱼和海产食物、提取的大豆蛋白和大豆代肉品，你也可以获取所需要的蛋白质，而同时不摄取脂肪。每餐都有蛋白质，女士为 3 盎司，男士为 6 盎司，你不用去做精确计算。

控制脂肪摄入

人们很容易被脂肪摄入量弄糊涂。在任何一家自助餐厅，或沙拉吧，只是给沙拉浇上浓味的千岛酱、意大利、法国或俄罗斯调味品，你都有可能摄取富含蔬菜水果的高脂、高纤维菜肴。你是否知道中式的鸡肉沙拉也会提供 1000 多卡的能量？这些不同国家的调味品都有一个共同点，就是额外的热量增加了身体中多余的脂肪。用墨绿多叶的生菜、绿柿子椒、红柿子椒、蘑菇、洋葱、西红柿制作沙拉，使用香醋、酒醋、或者柠檬来调制味道。再添加一点鲜榨橄榄油（每汤勺含有 140 卡的热量），或者小块的鳄梨来增强味道，你的健康状况就会改善许多。橄榄油和鳄梨含有有益的单不饱和脂肪酸，而不是大多数沙拉调味品里所含的氢化多不饱和植物油。

蔬菜、水果和调料：你的花园药房

古代人必须吃上几磅低脂、高纤维的水果蔬菜来获取生存所需的珍贵能量。现代人不得不摄取过多的能量。一把精制的小吃食品，像花生、油炸土豆片、饼干比两杯蔬菜所含的能量多，我们不应在健身教练那里消耗厨房获取的多余能量。

蔬菜水果的特性各不相同，都有给人体提供有特别作用的各种物质的特性。例如，西红柿或其他西红柿类制品含有的番茄红素集中在男性的前列腺，菠菜、玉米和其他黄绿色的叶菜中含有的叶黄素和玉米黄素则集中在视网膜和眼球晶体中，减少了白内障和黄斑变性的发生风险。每天吃五份水果蔬菜并不保证你充分摄入了刺激不同器官的基因代谢途径的不同物质，蔬菜水果在这些器官中发挥特殊的有益作用。

组成膳食的食物种类对有益化合物的组成和含量有巨大的影响，这些化合物主要来自植物性食物。

我的病人经常问我"一份"是什么意思，一般规则是，半杯蒸煮的蔬菜水果，或一杯生的蔬菜水果代表一份。在颜色编码膳食中，你一天要吃上由不同颜色组成的七份或更多的水果蔬菜。

水果蔬菜的颜色编码系统

采食植物的动物常常使用颜色来作为可食性植物的识别标记。正在成熟的水果蔬菜的颜色变化表示味道和营养价值在何时达到最高峰。许多植物营养素实际上是色素分子，带给成熟的水果蔬菜各自独特的颜色。

类胡萝卜素是吸收可见光的化合物，并决定了胡萝卜是橙色的。西红柿是红色的，金盏草是黄色的。从植物和动物中分离出了约七百多种类胡萝卜素，典型膳食中含有 50～60 种。这些类胡萝卜素在从小肠进入血液的时候被身体分解，在专门的组织器官中发挥保护 DNA 免受氧化损害的特殊作用。因为植物性食物的颜色能够告诉我们很多有关如何促进健康的信息，我发明了颜色编码系统来帮助你配制多样化的膳食。颜色不同是重要的考虑，因为不同的颜色代表不同的植物化合物，具有不同的健康作用。

红色组包括西红柿、粉红柚子、西瓜，含有番茄红素的，比起生西红柿，人体更容易从煮熟的西红柿制品和汁液中获取番茄红素。这些食物是膳食番茄红素的重要来源，你可能用面条酱、西红柿汤、西红柿汁、调味番茄酱来增加红色。实际上，美国膳食中80％多的番茄红素来自西红柿制品。

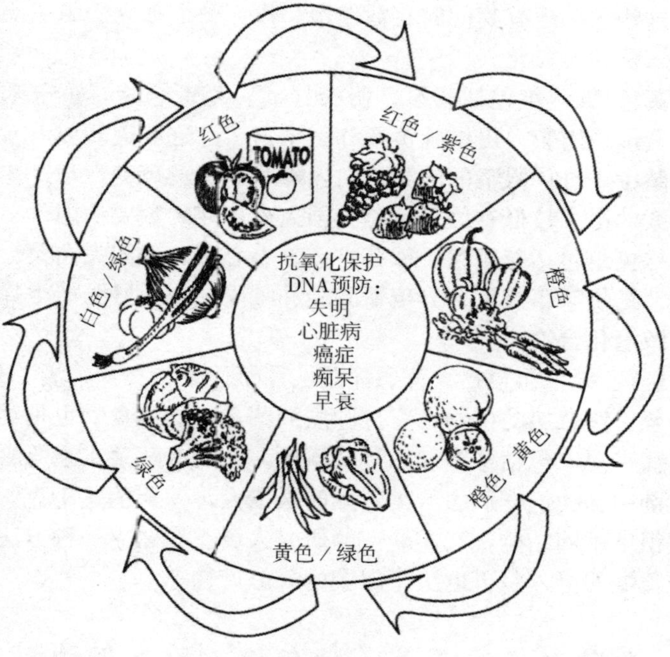

食物颜色轮

红色/紫色组包括葡萄、红酒、葡萄汁、李子、蔓越莓、蓝莓、黑莓、草莓和红苹果。这些食物包含花青素，它是一个功效强大的抗氧化剂，可以抑制血液凝块的形成而起到预防心脏病的作用，蔓越莓还可以预防泌尿系统疾病。

橙色组包括胡萝卜、芒果、杏子、甜香瓜、南瓜、笋瓜、橡形南瓜、红薯，提供α-胡萝卜素和β-胡萝卜素。在这一食物组别中，胡萝卜提供了美国膳食一半的α-胡萝卜素和β-胡萝卜素。西红柿制品也是这些胡萝卜素的来源。

橙色/黄色组包括橙汁、橙子、柑橘、桃子、木瓜、油桃，提供β-隐黄素，一种微量的类胡萝卜素，占美国人每天6毫克类胡萝卜素总量中的0.03毫克。实际上，87%的β-隐黄素来自橙汁、橙子和橘子。其他如桃子、木瓜和油桃提供少量的隐黄素。这些水果还有其他的有益作用。作为一个独立的组主要用来增加膳食的多样化。

黄色/绿色组包括菠菜、羽衣甘蓝、芜箐绿叶、黄玉米、绿豆、蜜瓜、鳄梨，提供叶黄素和玉米黄素。这些类胡萝卜素集中在眼睛中，维护眼睛的健康。白内障和老年黄斑变性与这些类胡萝卜素的摄入较低有关，这是美国人夜盲症的重要病因。

绿色组包括花椰菜、球芽甘蓝、卷心菜、中国大白菜、羽衣甘蓝，提供莱菔硫烷、异硫氰酸酯和吲哚，刺激肝脏产生降解体内的致癌化合物。

白色/绿色组包括大蒜、洋葱、芹菜、梨、白葡萄酒、菊苣、细香葱。洋葱属的植物含有抗肿瘤的蒜素，这组食物也是类黄酮的丰富来源，包括栎精和三羟黄酮醇。在所有蔬菜水果所含的抗氧化剂中，我们吃进去的类黄酮的量最大，一天约达1克。类黄酮有很多不同结构，我实验室的研究人员正在建立一种方法来验证类黄酮的摄入是否取决于尿中的分解产物。

为什么说这不是"一句话"的膳食计划

制定膳食计划时，要看到膳食总体，而不是简单地将膳食分解为碳水化合物、蛋白质和脂肪，认识到这一点是非常重要的。我们吃的食物中含有这些成分。大多数蔬菜和蛋白质食物含有脂肪，所有的蔬菜水果含有一定量的糖分、少量蛋白和脂肪，不可能完全除去膳食中的脂肪和糖，但是你可以有选择地摄取这些食物。在碳水化合物、蛋白质和脂肪类食物中都有理想和不理想的食物。从你的膳食中除去不理想的食物是不现实的，但把他们混在一起而不加以区分也是错误的。通过避免肥胖、营养过剩和从水果蔬菜中摄取充足的植物化合物，你可以做出理想的选择来保护你的 DNA。

理想和不理想的食物示例

	不理想的	理想的
蛋白质	明胶	大豆
	高脂红肉	白鸡肉
	全鸡蛋	蛋白
	养殖大马哈鱼/鲑鱼	
	养殖的金枪鱼、小虾	
碳水化合物	食糖，意大利面制品	水果，蔬菜
	白面包	全谷物
	蛋糕、糕点	膨化玉米
	小吃硬饼干	
脂肪	氢化大豆油	橄榄油
	玉米油	鳄梨油
	棉籽油	
	红花油	
	人造黄油、蛋黄酱、黄油	

你不会因为吃了上述不理想的食物而中毒，可是，我不是那种不相信垃圾食品（准确地说是垃圾膳食）的人。许多食物对健康不利，这些食物不应该成为膳食的主体。如果你把大量的垃圾食物放在一起，不可能不是垃圾膳食。

挑选的食物就是你吃的食物

当今，我们是根据味道、价格和便利性来选择食物，而不是通过人类数百万年来进化形成的细致选择过程来挑选食物。过去是树上吊着的一个甜果，今天可能是一箱加过糖、盐和油的低纤维加工快餐食品，上面贴着健康声明。今天可能宣称奶酪小吃饼干是钙的良好来源，而古代膳食含钙如此丰富（1600 毫克），以致我们人类在钙吸收方面进化的如此低效。今天，要预防骨丢失，必需使用钙补充剂。曾经有许多化合物可以从水果蔬菜中获得，而在今天的膳食中则不能供给，这样的例子还可以举出许多。吃水果蔬菜很容易获取维生素 C，因此我们人类失去了制造维生素 C 的基因，不像其他不吃水果的物种有制造维生素 C 的基因。对于其他的化合物，我们的身体可以合成一部分，从饮食中也可以吸收一部分。这些植物化合物像维生素一样对我们保持健康非常重要，但是多样化的水果蔬菜是获取它们的最好来源。一旦你获得所需要的水果蔬菜和充足的蛋白质，剩下的能量可以从碳水化合物和脂肪中获取。全谷物麦片和面包比精制碳水化合物食品好，你很容易摄取大量的精制碳水化合物而不感到饱腹。全谷物还有其他的健康益处，包括改善胃肠道功能和提供部分 DNA 保护因子。

颜色编码膳食计划

这里举出男性和女性的部分颜色编码膳食计划的简单例子。如果你是一个高个的女人或是一个小个的男人，可以参看其他性别人群的膳食计划来估计维持体重所需热量的数量。

女性膳食计划的能量需要量为每天 1200 到 1400 卡，男性高于女性，每天为 1800 到 2000 卡。大多数男性和部分高大的女性想用高能量的膳食计划。但两者的事例膳食具有下列共性：

（1）每天包括来自颜色编码系统的七种颜色的食物。

（2）每天的每餐饭里都有蛋白质，其中一部分是大豆蛋白。

（3）在膳食总能中包含供给纤维的全谷物和必要的增味剂。

这里是颜色编码膳食的一周食谱，标注了颜色组别，以便你明白每天摄取七份是一件容易的事。第三章将解释膳食计划中未作说明的黑体标注部分。

女士一周食谱

第 1 天

早餐

橙子/香蕉/草莓 大豆蛋白粥（橙色/黄色；红色/紫色）（参看 53 页食谱）

午餐

鸡胸肉七色沙拉（全色）（参看 54 页食谱）

加餐

半个中等甜瓜（橙色）

晚餐

小虾、 豆腐、 清炒花椰菜（绿色，白色/绿色）（参看 55 页食谱）
半杯蒸糙米饭

加餐

1 个大油桃（橙色/黄色）

第 2 天

早餐

水果豆瓣麦片

半杯豆瓣麦片
1 杯脱脂牛奶
1 杯新鲜蓝莓（红色/紫色）

午餐

金枪鱼尼可斯沙拉（黄色/绿色；红色；橙色/黄色）（参看 56 页

食谱）

上午加餐

1 个新鲜橙子（橙色/黄色）

晚餐

西红柿浓酱汤（白色/绿色；橙色；红色）（参看 57 页食谱）
香醋和百里香料平锅烤鳕鱼（参看 58 页食谱）
嫩煎唐萬苣 （绿色）（参看 58 食谱）
蒸全麦粗粉
根据指导制作的半杯蒸煮粗麦粉

加餐

半个鲜芒果加橙汁（橙色）

第 3 天

早餐

鸡蛋燕麦粥

1 杯撒肉桂的豆奶煮燕麦片
4 个蛋白，与洋葱、韭菜和鲜香草一起煎炒（白色/绿色）
2/3 杯鲜橙汁（橙色/黄色）

午餐

露馅的土耳其/鳄梨三明治

一片全谷物面包
3 盎司土耳其烤肉
1/4 鲜鳄梨（黄色/绿色）
1 片西红柿（红色）
法式第戎芥末

碎蔬菜沙拉（全色）（参看 59 页食谱）

加餐

1 杯鲜黑莓（红色/紫色）

晚餐

全麦通心面加豆肉酱（红色；白色/绿色；橙色；黄色/绿色）（参看 60 页食谱）

绿色沙拉

混合绿色野菜加柠檬大蒜调味品（黄色/绿色）

加餐

1 杯甜瓜块撒鲜薄荷（橙色）

第 4 天

早餐

半个全麦英式烤松饼，上面浇上 3/4 杯脱脂松软干酪，撒上肉桂

3 片加拿大酱熏肉

1 杯切碎的菠萝（橙色/黄色）

午餐

夹植物蛋白的全麦小圆饼

卷心菜柿子椒沙拉（绿色；黄色/绿色）（参看 62 页食谱）

加餐

1 杯半鲜草莓（红色/紫色）

晚餐

大比目鱼和蔬菜烤肉串（黄色/绿色；红色；白色/绿色）（参看 63 页食谱）

碎麦粒肉饭

米醋和莳萝醋蒸鲜小胡萝卜（橙色）

加餐

加肉豆蔻和丁香煮一个中等红梨（红色/紫色）。

第 5 天

早餐

墨西哥玉米早餐煎饼（红色；黄色/绿色；白色/绿色）（参看 64 页食谱）。
半个大木瓜加柠檬汁（橙色/黄色）

午餐

鸡肉糙米饭（绿色；橙色；白色/绿色）（参看 65 页食谱）。

加餐

1 杯半混合浆果（红色/紫色）

晚餐

炖辣鱼（红色；黄色/绿色；白色/绿色）（参看 67 页食谱）
绿色蔬菜拌沙拉（黄色/绿色）

加餐

1 个大猕猴桃，切碎并加入一把树莓（黄色/绿色）。

第 6 天

早餐

菠菜、洋葱、蘑菇、西红柿和混合香草炒蛋白卷（白色/绿色；黄色/绿色；红色）（参看 68 页食谱）。
1 片全麦面包
半个中等甜瓜（橙色/黄色）

午餐

皮塔饼小金枪鱼三明治（橙色；黄色/绿色；红色）（参看 69 页食谱）。
1 杯混合蔬菜汁（红色）

加餐

1 个小香蕉

晚餐

甜酸加馅卷心菜（绿色；红色；白色/绿色）（参看 70 页食谱）。

腌酸黄瓜沙拉（白色/绿色）（参看 70 页食谱）

4 盎司红葡萄酒（红色/紫色）

第 7 天

早餐

鲜果和酸奶圣代冰淇淋

1 杯纯酸奶上面加由浆果、桃子、菠萝制作的水果沙拉（红色/紫色；橙色/红色），撒上肉桂、数滴蜂蜜和压碎的豆麦片。

1 片烤全麦面包

午餐

酸辣调味厨师长沙拉（黄色/绿色；红色）（参看 72 页食谱）

3 个烤全黑麦薄脆饼干

加餐

大豆蛋白粥

1 杯豆奶

半个冻香蕉

2 茶勺蜂蜜

一把冰冻草莓（红色/紫色）

在搅拌器里混合搅拌

晚餐

烤烧晚餐

3 盎司烤肉调味酱烤制的鸡胸肉

2 根蒸或烤的黄玉米（黄色/绿色）

2 杯蒸花椰菜、菠菜和胡萝卜，用柠檬和大蒜调味（绿色；黄色/绿色；橙色；白色/绿色）

1 杯切块的西瓜（红色）

男士一周食谱

第1天

早餐

橙子/香蕉/草莓大豆蛋白粥（橙色/黄色；红色/紫色）（参看48页食谱）

1片烤全麦面包

午餐

鸡胸肉七色沙拉 （全色）（参看54页食谱）

加餐

比萨快餐

一个全麦英式烤松饼，上面加
配制的比萨酱
几片酱制熏肉或火腿肉
意大利脱脂干酪丝
烤热

晚餐

小虾/豆腐/花椰菜炒菜（绿色；白色/绿色）（参看53页食谱）

一杯蒸糙米饭

加餐

果盘

1个大油桃，切片（橙色/黄色）
半个中等甜瓜，切片（橙色）
撒鲜薄荷，

第2天

早餐

水果豆瓣麦片

半杯豆瓣麦片

1 杯脱脂奶

1 杯鲜蓝莓（红色/紫色）

午餐

金枪鱼尼可斯沙拉（黄色/绿色；红色；橙色/黄色）（参看 56 页食谱）

一个全麦法式小面包

加餐

大豆匀浆

1 勺大豆蛋白粉

半杯橙汁

半杯冰水

几块冰块

在搅拌器中混合

晚餐

西红柿浓酱汤（白色/绿色；橙色；红色）（参看 57 页食谱）

香醋百里香平锅烤鳕鱼（参看 58 食谱）

嫩煎唐莴苣（绿色）（参看 58 食谱）

1 杯蒸全麦粗粉

加餐

半个鲜芒果加柠檬汁（橙色）

第 3 天

早餐

鸡蛋燕麦粥

一杯半煮燕麦粥，加豆奶，撒肉桂

6 个蛋白与洋葱、细香葱和鲜香草一起炒（白色/绿色）

2/3 杯橙汁（橙色/黄色）

午餐

土耳其/鳄梨三明治

2 片全麦面包

6 盎司烤火鸡胸肉

半个鳄梨（黄色/绿色）

法式第戎芥末

碎蔬菜沙拉（全色）（参看 59 页食谱）

加餐

豆腐水果布丁

4 盎司软豆腐

1 杯混合浆果（新鲜或冰冻的）（红色/紫色）

2 勺浓缩橙汁

2～3 茶勺蜂蜜

搅拌器中搅拌混合

晚餐

全麦通心粉加豆肉酱（红色；白色/绿色；橙色；黄色/绿色）（参看 60 页食谱）

蔬菜沙拉

混合野菜加柠檬大蒜调料（黄色/绿色）

加餐

1 杯甜瓜块，加鲜薄荷（橙色）

第 4 天

早餐

1 个全麦英式烤松饼，上面加 1 杯脱脂白软奶酪，撒上肉桂

3 片加拿大酱烤肉

1 杯鲜黑莓和树莓（红色/紫色）

午餐

加植物蛋白全麦小圆饼

卷心菜柿子椒沙拉（绿色；黄色/绿色）（参看 62 页食谱）

加餐

夏威夷均浆

菠萝汁和打碎菠萝各半杯（橙色/黄色）

1 大汤匙杏子酱

半个香蕉

6 盎司低盐硬豆腐

搅拌器中一起搅拌混合

晚餐

大比目鱼蔬菜烤肉串（黄色/绿色；红色；白色/绿色）（参见 63 页食谱）

碎麦肉饭

米醋鲜莳萝蒸鲜小胡萝卜（橙色）

加餐

肉豆蔻丁香煮 1 个中等红梨（红色/紫色）

第 5 天

早餐

墨西哥玉米早餐煎饼（红色；黄色/绿色；白色/绿色）

半个大木瓜加柠檬汁（橙色/黄色）

午餐

一碗鸡肉糙米饭（绿色；橙色；白色/绿色）（参看 65 页食谱）

加餐

半杯豆麦片

1 杯脱脂牛奶

1 杯混合浆果（红色/紫色）

晚餐

辣味炖鱼（红色；黄色/绿色；白色/绿色）（参看 67 页食谱）
蔬菜搅拌沙拉
1 个全麦酵母面包

加餐

1 个大猕猴桃，切片，加一把树莓（黄色/绿色）

第 6 天

早餐

菠菜、洋葱、蘑菇、西红柿和混合香草炒蛋白卷（绿色；白色/绿色；黄色/绿色）（参看 68 页食谱）
2 片全麦面包
半个中等甜瓜（橙色/黄色）

午餐

皮塔饼加金枪鱼三明治（橙色；黄色/绿色；红色）（参看 69 页食谱）
1 杯混合蔬菜汁（红色）

加餐

1 杯预制的素食辣椒加 2～4 块全麦饼干

晚餐

酸甜加陷卷心菜（绿色；红色；白色/绿色）（参看 66 页食谱）
腌黄瓜沙拉（白色/绿色）（参看 70 页食谱）

4 盎司红酒（红色/紫色）

第 7 天

早餐

鲜水果和酸奶圣代

一杯纯酸奶上面加浆果、桃子和菠萝制作的水果沙拉，撒上肉桂，少许蜂蜜和压碎的豆麦片（红色/紫色；橙色/黄色）

2 片全麦烤面包

午餐

香汁调味厨师长大沙拉（黄色/绿色；红色）（参看 72 页食谱）

6 块全麦饼干

加餐

大豆蛋白粥

1 杯豆奶

1 根冻香蕉

2 茶勺蜂蜜

少许冻草莓（红色/紫色）

搅拌器中搅拌混合

晚餐

烧烤晚餐

6 盎司用烤肉沙司烤制的鸡胸肉

2 个蒸或烤的黄玉米（黄色/绿色）

2 杯加柠檬和大蒜的蒸花椰菜、菠菜和胡萝卜（绿色；黄色/绿色；橙色；白色/绿色）

1 杯切块西瓜（红色）

现在你已经看到一周食谱的样子，你可以根据后面的食物表格制作自己的膳食。它会帮助你选择你喜爱的食物，有些食物不包括在示例食谱中。你会看到每种食物标有份量大小和热量含量。这里是一份七色蔬菜水果表、一份蛋白食物表、一份谷物表和一份增味和增热剂表。

如果你是女士，每天可以选择：

一份七色编码的水果或蔬菜

3～4 份蛋白质（一半动物性蛋白，一半大豆蛋白）

3～4 份全谷物

2～3 份增味食物

如果你是男士，每天选择：

一份全色编码的水果或蔬菜

7～9 份蛋白质（一半动物性蛋白，一半大豆蛋白）

5～6 份全谷物

4～5 份增味食物

你可以根据热量的需求大小，调整份量数，这是曾用来制作一周食谱的份数。你可根据这些表格来对膳食计划做一些调整，从表格中仔细选择能量水平类似的食物。

蛋白质食物表

女士：每天 3～4 份；男士：7～9 份

食品类别	分量	热量（卡）	蛋白质（克）
鸡胸	3 盎司，烹制重量	140	25
鳕鱼	3 盎司，烹制重量	90	19
螃蟹	4 盎司，烹制重量	110	22
蛋白	6 个蛋白	100	21
比目鲽鱼	3 盎司，烹制重量	100	20
大比目鱼	3 盎司，烹制重量	120	23
龙虾	4 盎司，烹制重量	110	23
脱脂白软干酪	3/4 杯	105	21
脱脂牛奶＋蛋白	1 杯牛奶＋4 个蛋白	150	22

食品类别	分量	热量（卡）	蛋白质（克）
脱脂牛奶	1杯	90	9
普通酸奶	1杯	135	14
鲑鱼	3盎司，烹制重量	155	21
扇贝	3盎司，烹制重量	100	19
黑鲈鱼	3盎司，烹制重量	105	20
小虾	4盎司，烹制重量	110	24
甲鱼	3盎司，烹制重量	110	22
豆奶＋蛋白	1杯豆奶＋4个蛋白	150	21
豆奶	1杯	80	7
旗鱼	3盎司，烹制重量	130	22
金枪鱼	3盎司，带水包装	110	20
火鸡胸	3盎司，烹制重量	115	25

素食者蛋白食物表

食品类别	分量	热量（卡）	蛋白质（克）
大豆夹饼或大豆香肠	1个	100	18（可变）
豆制加拿大火腿	3片	80	16（可变）
豆麦片	半杯	140	25（可变）
大豆碎粒	半杯	90	18
豆制热狗	2根	110	22（可变）
大豆蛋白粉	1盎司	110	20
硬豆腐	半杯	180	20（可变）

水果蔬菜表

男士女士：每组至少选择一种

红色

食品类别	分量	热量（卡）	纤维
粉色柚子	1个全果	75	3
粉色柚子汁	1杯	95	0
西红柿汁	1杯	40	1
西红柿酱/浓汤	1杯	100	5
西红柿汤，加水	1杯	85	0
西红柿蔬菜汁	1杯	45	2
煮西红柿	1杯	70	3
鲜西红柿	大个，1个	40	2
西瓜	切块，1杯	50	1

红色/紫色

食品类别	分量	热量（卡）	纤维
煮甜菜	1杯	75	3
黑莓	1杯	75	8
蓝莓	1杯	110	5
樱桃	1杯	85	3
酸果蔓	1杯原果	60	5
酸果蔓汁	2/3杯	100	0
酸果曼沙司	1/4杯	100	1
茄子	2杯	60	5
葡萄汁	2/3杯	100	0
葡萄	1杯	115	2
红柿子椒	1个，大号	45	3

食品类别	分量	热量（卡）	纤维
李子	3个，小号	100	3
梅干	5个	100	3
红苹果	1个，中号	100	4
煮红卷心菜	2杯	60	6
红梨	1个，中号	100	4
红酒	4盎司	80	0
草莓	一杯半，切片	75	6

橙色

食品类别	分量	热量（卡）	纤维
橡形南瓜，烤制	1杯	85	6
杏子	5个全果	85	4
哈密瓜	半个，中号	80	2
胡萝卜汁	1杯	95	2
胡萝卜，煮	1杯	70	5
胡萝卜，生	3个，中号	75	6
芒果	半个，大号	80	3
南瓜，煮	1杯	50	3
红薯	1个，小号，2×5英寸大	100	2
冬瓜，烤制	1杯	70	7

橙色/黄色

食品类别	分量	热量（卡）	纤维
油桃	1个，大号	70	2
橙子	1个，大号	85	4

食品类别	分量	热量（卡）	纤维
橙汁	2/3 杯	75	0
木瓜	半杯	75	3
桃子	大号，半个，	70	3
桃花蜜	大号，1 个	90	1
菠萝	2/3 杯	75	2
橘子	1 杯，切片	85	5
橘子汁	2 个，中号	75	0
黄柚子	1 个	75	2

黄色/绿色

食品类别	分量	热量（卡）	纤维
鳄梨	半个，中号	80	2
羽衣甘蓝绿叶，煮	2 杯	100	10
玉米	半杯玉米粒或一个玉米棒	75	2
黄瓜	1 个，中号	40	2
青豆，煮	2 杯	85	8
绿豌豆	半杯	70	4
绿柿子椒	1 个，大号	45	3
蜜瓜	1/4，大号	100	2
猕猴桃	1 个，大号	55	3
芥菜叶，煮	2 杯	40	6
直立莴苣	4 杯	30	4
菠菜，煮	2 杯	80	8
菠菜，生	4 杯	30	4

食品类别	分量	热量（卡）	纤维
芜菁绿叶，煮	2 杯	60	10
黄柿子椒	1 个，大号	50	2
带皮西葫芦，煮	2 杯	60	5

绿色

食品类别	分量	热量（卡）	纤维
花椰菜，煮	2 杯	85	9
球芽甘蓝，煮	1 杯	60	4
卷心菜，煮	2 杯	70	8
卷心菜，生	2 杯	40	4
菜花，煮	2 杯	55	6
大白菜，煮	2 杯	40	5
芥蓝，煮	2 杯	70	5
唐莴苣，煮	2 杯	70	7

白色/绿色

食品类别	分量	热量（卡）	纤维
朝鲜蓟	1 个，中号	60	6
芦笋	18 瓣	60	4
芹菜	3 根，粗茎，	30	3
细香葱	2 茶勺	2	0
菊苣，生	半个	45	8
大蒜	1 瓣	5	0
韭葱，煮	1 根，中号	40	1
蘑菇，煮	1 杯	40	3
洋葱	1 个，大号	60	3

谷物表

女士：每天 3～4 份；男士：5～6 份

食品类别	分量	热量（卡）	纤维
100%麸皮	半杯	90	10
含 40%麸皮粗面粉	半杯	80	3
大麦	半杯，煮	95	3
麸皮片	3/4 杯	100	5
糙米	半杯，煮	110	2
玉米粉圆饼	2 个，中号	120	2
蒸粗麦粉，全麦	半杯，煮	85	2
碎麦粒	半杯，煮	75	4
全黑麦薄饼	1 组（3 个一组）	85	5
英式松饼，全麦	1 个	135	4
燕麦片	2/3 杯，煮	100	3
膨化麦粒	2 杯	100	3
葡萄干小麦片	半杯	90	2～4
黑麦面包	1 片	75	2
小麦片	1 杯	110	3
全谷粒面包	1 片	70～100	2～4
全谷粒热麦片	半杯，煮	85	4
全麦面条	半杯，煮	85	2
菰米	半杯，煮	80	1

增味和增热食物表

女士：每天 2～3 份；男士：4～5 份

食品类别	分量	热量（卡）	纤维	脂肪（克）
杏仁	半盎司（11 颗）	85	2	7
香蕉	1 个，小号（6～7 英寸）	90	2	0
黑豆	半杯，煮	115	7	0
腰果，烤制	半盎司	80	0	6
奶酪，意式莫泽雷勒干酪，部分脱脂	1 盎司	80	0	5
奶酪，意式脱脂巴马干酪	3 汤勺	80	0	5
英式低脂切达干酪	1 盎司	50	0	2
鹰嘴豆	半杯，煮	140	5	1
芸豆	半杯，煮	115	6	0
小扁豆	半杯，煮	115	8	0
澳大利亚坚果	半盎司（5－6 颗）	100	1	11
橄榄油	1 茶勺	40	0	4
橄榄	10 个，大号	50	0	7
花生，烤干	15 颗	90	3	7
美洲山核桃，烤制	半盎司	95	1	9
松子	1 茶勺，40 颗	50	1	4
花斑豆	半杯，煮	115	7	0
阿月浑子果，烤制	半盎司	85	2	7
土豆，烤制	半个，大号	110	2	0
芝麻	1 茶勺	50	2	7
裂豌豆	半杯，煮	115	8	0
葵花籽仁	半盎司	80	2	7
核桃	半盎司，7 半颗	90	3	9

现在，你已经了解了颜色编码是如何组成和应用的。这虽然不是减肥膳食，可是许多人用上述健康食品代替常吃的高脂、高糖小吃食品，如糕点、馅饼、炸土豆片后，减轻了一些体重。

当你开始制作这种膳食时，以后的章节将有更加具体的指导，教你如何将颜色编码应用到忙碌的生活中去。

使用颜色编码

现在你准备开始应用颜色编码，但是，首先做什么呢？本章指导你如何整理房间。首先从厨房开始，是因为你晚上和周末都在那里临时就餐，也是假日开始出错的地方，并且是用错误的快餐食品结束一天的地方。我知道你在走路时、在餐厅和汽车里，或在机场吃了很多食品。下一章是关于旅行和在餐厅吃饭时如何应用颜色编码。如果你在家里从不吃饭，就直接跳到下一章。否则，开始准备你的食品间和制定你的市场采购计划。

不买它，你就不会吃它

有一谚语说，如果你不买这些食品，你就不会把它们放到食品间或冰箱里，你就不会吃它们。检查你的厨房，去除广告中极力鼓吹的减压、强身、解乏和使人快乐的食品。食品不可能给你带来好时光，只有你自己可以创造好时光。鼓吹的快餐食品用盐味、甜味和油脂来换得一时的快乐和随后的体重增加。用这些快餐食品代替理应吃的健康的水果蔬菜，你不但会因超重而不快乐，而且损害你的健康。

用健康的水果蔬菜代替快餐食品，你将在厨房里建立一个花园食物药房，保护你的 DNA 和避免许多常见疾病。

彻底清理厨房

至少从一开始，并且一直到重新驯化获得了新的味觉，都要从食品室和冰箱中剔除所有最不健康食品，包括无颜色的食品。在以后的阅读中，你将了解这些食品如何引起 DNA 失衡，导致体内正常的保护性反应与你作对。从USDA食物金字塔的底部开始，除去所有的精制碳水化合物，包括通心粉、米饭、低纤维麦片、烤薄饼、各种曲奇饼、白面包、百吉饼，把它们放到一边去。如果你还不能下定决心扔掉这些食品，把他们放在冰冻袋里贮藏起来，不容易接触到。要用高纤维面包和全谷物来取代这些食品。我通常的做法是把高纤维面包冷冻起来慢慢吃，就不会在最后总是不得不扔掉发霉的面包。清理膳食金字塔的底部，谷物食品只保留全谷物和高纤维食品，这样做就会消除引起大多数美国人能量过甚的一个主要来源，这就是"低碳"膳食为何流行的原因。实际上，水果、蔬菜和全谷物是理想的碳水化合物，在颜色编码系统中将是膳食的核心。

减少多余的脂肪

多数食品都含有一定的脂肪。采取下列步骤，你可以平衡膳食脂肪，更好地满足身体进化的期望。第一步，去除人造黄油、蛋黄酱、蔬菜浓缩汁、植物油，包括藏红花油、葵花籽油、棉籽油和玉米油。这些植物油含有60%～70%的ω-6型多不饱和脂肪，会促进DNA损伤。合理使用菜子油和橄榄油可以增加食谱所需要的味道。

第二步，放弃全脂牛奶和奶酪。这些高脂高能的奶酪片每盎司含有80～140卡的热量，热量值与其中的脂肪含量有关。可以用脱脂的，乳糖酶处理的牛奶，最好是豆奶，来取代全脂牛奶。世界上有很多人不能有效地消化牛奶，美国40%的人口在饮奶以后感到肠胃不适，这是一个需要研究的领域。美国农业部颁布的最新膳食指南认可豆奶可作为牛奶蛋白的替代品。钙的问题以后另外讨论。

你不可能吃无脂的膳食，水果蔬菜都含有一定的脂肪，但ω-3型和ω-6型脂肪的比例是平衡的，甚至在橄榄油里发现了有益健康的单不饱和脂肪酸。当植物油失去了这些健康的要素，我们的身体就会含有过量的不健康脂肪。多摄取食物中天然存在的 ω－3 型脂肪，减少 ω－6 型脂肪，你就在厨房里开始纠正脂肪的不平衡了。

重新设计晚餐菜盘

晚餐菜盘的大小和内容是需要考虑的。餐厅菜盘的直径已经从 10 英寸增加到了 14 英寸。你想在家里使用标准菜盘，食物分量要比餐厅吃的小许多。你很容易想象菜盘盛装肉、淀粉类蔬菜和淡色或无色蔬菜的景象。

典型的美国餐厅盘子装 10～14 盎司的红肉、捣碎土豆泥和玉米。除了黄色的玉米外，其他食物提供的有色化合物很少。要改变菜盘，首先减少 3～6 盎司的肉，把土豆泥换成胡萝卜片，把玉米换成菠菜。然后进一步修正颜色编码时，在增加少量额外热量的情况下，增加更多的颜色。在鸡肉或鱼肉的上面添加红柿子椒、西红柿酱、大蒜或洋葱、西兰花、橙子或柠檬的外皮。增加一份黄色/紫色混合浆果的餐后甜点。

这样，你将摄入更少的脂肪和热量，获取更多的植物化合物。

色彩厨房的核心：水果和蔬菜

如果观察厨房中的水果蔬菜，你就会发现大多数美国家庭缺乏多样化。厨房里一般有香蕉和苹果，这需要改变，应该正确地选择低价多样的水果蔬菜来丰富你的厨房。

首先，当地的食品店会提供多种好的选择。但是，这些选择不全都是农产品。新鲜水果蔬菜当然最好，但他们只是一种选择。冷冻的水果蔬菜采摘时也是新鲜的，正处在味道到达最佳的成熟阶段。新鲜的水果蔬菜必须在能耐受长途运输的时候采摘。最好的例子是西红柿，在采摘的时候还是绿色的，然后喷上气体

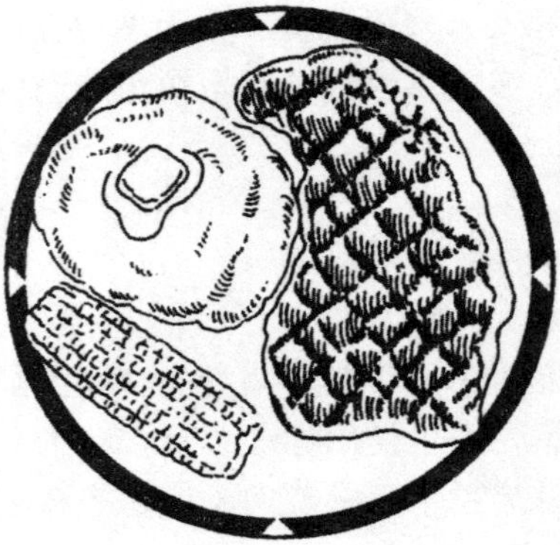

第一步：从典型的美国菜盘开始

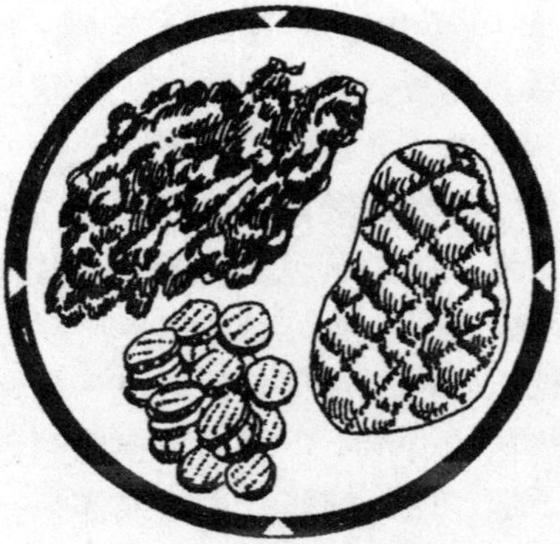

第二步：向健康菜盘转变

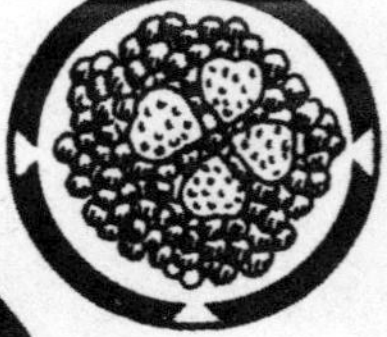

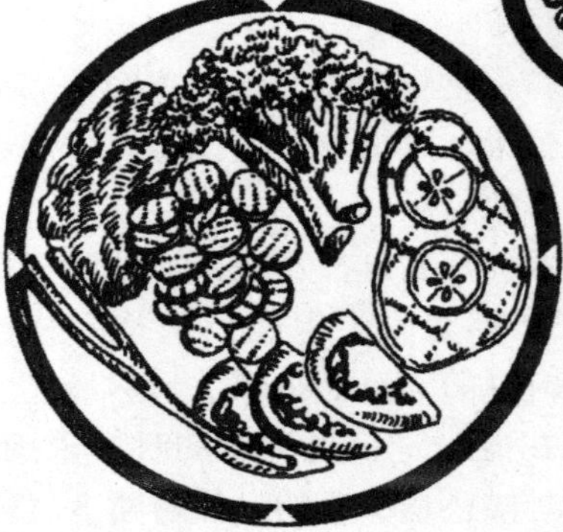

第三步：带水果／浆果甜点
的健康有色菜盘

来产生红颜色。苹果在运到市场前先在氮气中储存几个月。

季节性的水果蔬菜样式更多，也消费得起，除非过了季节。如果你不介意冷冻的水果蔬菜的味道，你可以在任何居住的地方全年都可享受到草莓、树莓、蓝莓、菠菜、西兰花和许多其他种类的水果蔬菜。西红柿在经热处理时释放出红色的色素——番茄红素，可以被身体吸收，因此要储存西红柿酱、西红柿汤、西红柿蔬菜混合菜汁。只要 6 盎司西红柿混合菜汁就可以显著增加身体中番茄红素的水平，起到保护体内 DNA 的作用。由于煮沸除去了蔬菜的部分水溶性化合物和维生素。我建议使用双层蒸锅或者金属漏锅，底部加少许水来蒸蔬菜。也可以用微波盘子在微波炉中蒸蔬菜，可以用竹筒蒸蔬菜，或专门设计用来蒸蔬菜的其他器具蒸蔬菜。如果当地的市场有沙拉吧，你可以找到多种有色沙拉，或者预洗预切的蔬菜快速蒸制健康的配菜。

容易获得的颜色编码食品

这里是以最方便的颜色编码方式排列的细目分类，帮助你选择水果蔬菜。

红色组： 罐装或瓶装的西红柿汁和混合蔬菜汁；罐装的西红柿、番茄酱、番茄沙司；调制的番茄汤、调制的辣味番茄酱；预切片的冷冻红柚子；预切的时令西瓜

红色/紫色组： 瓶装葡萄汁（100%果汁）；瓶装的蔓越莓汁或冷冻的蔓越莓浓缩汁；冷冻的全浆果；用来烹饪和做沙拉的预切碎紫卷心菜；冷冻的切片柿子椒；新鲜的苹果、桃子、浆果和樱桃。

橙色组： 预洗、预切或预切碎的胡萝卜；冷冻胡萝卜；冷冻冬瓜；预切片的鲜冻芒果或芒果切片罐头；冷冻的芒果块；预切的哈密瓜牙或球块；鲜杏子

橙色/黄色组： 鲜橙汁；冷冻的浓缩橙汁或橘汁；预切的木瓜；黄色的鲜柚子或冻柚子；木瓜罐头；冷冻的菠萝块；罐装的

菠萝块汁；新鲜油桃，橙子，桃子和柚子

黄色/绿色组：新鲜或冷冻的菠菜、羽衣甘蓝叶、芥菜叶、鳄梨和萝卜绿叶；松散袋装的菠菜最为方便，在制做汤、混合菜盘、煎蛋卷和煮面条时可根据需要方便加入；冷冻的柿子椒片容易加到菜盘里；可以用预洗的沙拉绿菜和生菠菜快速制作有色沙拉；还要找找预切的蜜瓜

绿色组：制作沙拉用的预洗切的西兰花花球、花茎、西兰花牙，使得这些健康蔬菜的获取更加便利。做菜和制作沙拉用的预切碎的卷心菜、预洗切的菜花球、冷冻的西兰花和菜花的来源广泛

白色/绿色组：如果你不喜欢加工洋葱和大蒜，可在农产品区找到罐装的预切大蒜或包装的、预切的鲜洋葱；洗切的芹菜茎干最适于制作快餐，在超市的沙拉吧里可以找到包装的切片蘑菇

调料和其他原料

当你储备原料时，不要忘了调料。调料、坚果、籽仁和油都是增味食物。这些原料特别适用于蒸制蔬菜，因为蒸制蔬菜常常味道较淡，或有令人不喜欢的味道，需要调味。调料可以形成两种对比味道，例如，生姜和大蒜是对比味道，可以用于切碎的西兰花或卷心菜。迷迭香、牛至、百里香可以用做胡萝卜。莳萝最适合做鱼肴，也可以用于夏南瓜和西葫芦菜肴。要有想象力，试用一些新的混合调料。

辣调味汁和辣椒总能给任何蔬菜增加刺激的味道，它们含有被叫做“辣椒素”的化合物，具有抗癌作用。柑橘属水果，包括橘子、橙子和柠檬可以与上述菜肴混合，烹制嫩煎蔬菜和炒菜时使用少量的橄榄油、菜子油和锅喷剂。记住，不是要除去所有的脂肪和精制的碳水化合物，只是除去引诱你购买某些种类食品的过量部分。你会发现不需要太多时间，吃几周低脂食物，你将不能再忍受许多咖啡店和餐厅提供的高脂食物。

超级大豆蛋白解决方法

你的橱柜中的一个主要原料是分离大豆蛋白粉，它可被添加到许多菜肴中来增加优质蛋白质而不影响味道。你可以在面条汤和果汁中添加蛋白粉。1980 年代早期的低脂膳食的蛋白质含量不足。在粥里和菜肴中添加大豆蛋白粉可以增加优质蛋白质来维持肌肉蛋白质并减少餐间饥饿。

使用预先烹制的、或新鲜的、或脱水的大豆蛋白肉代用品，可以很容易地在膳食中增加大豆蛋白质。大豆碎粒特别适于碎肉菜肴。豆腐，不论是水包装的鲜豆腐或是货架上无菌包装的豆腐，可以被捣烂、切片、做汤、冷冻、弄碎，加到菜肴中，菜肴具有原来的味道。

添加大豆的冷冻麦片是增加大豆摄取的另一种便利方法。许多盒装的冻麦片能够直接制作快餐食物。如果你喜欢热麦片，单份盒装或塑料瓶装的速食燕麦片、即食燕麦粉和全谷物热麦片是制作早餐和快餐的好食品。

速食糙米和荞麦面条加预切的蔬菜和无骨无皮的鸡胸肉或鱼肉是快餐的基础。碎麦容易烹调，可以用来制作配菜或作为沙拉的基料。蒸全麦粉一般单独烹调，可以制作美味的高纤维配菜。最后找找高纤维的全谷物（100％的全麦粉是主要成分）面包、饼干和扁圆面包。

有时候你会喜欢坚果

杏仁、核桃、阿月浑子果、澳大利亚坚果是很好的原料，可以提高菜肴质量。不要打开橱柜吃完一整罐。你只需要几颗坚果来满足身体需要的单不饱和脂肪和增加味道。试试在烤箱和平底锅撒上橄榄油来炒坚果，这会带出坚果的风味。你可以用碎杏仁片，味道很好而且不增加额外的热量。一把坚果大约是 100 卡的热量，小心使用坚果，除非你打算在山中远足，否则不要吃一大碗坚果。

用爆玉米花填饱肚子

你想要一些看电视时吃的东西，爆玉米花是最好的选择。一个爆玉米花机一般不超过 20 美元，工作时将热空气喷到含水的玉米粒上。当玉米粒硬壳中的水分被加热到最后时，会破壳而出，形成爆玉米花。吃爆玉米花不需要任何烹调油和调料，可以直接吃冒热气的爆玉米花，这是一个有风味的食物，指头不油腻，是真正躺沙发人的休闲食品。十磅袋装的普通爆玉米粒是好原料。

用下述食谱来启发灵感，试用新的蔬菜和调料来满足你个人的口味。如果你的住地附近有农贸市场，可以购买最新鲜的时令水果蔬菜，你也许会体验到从未食用过的新蔬菜。如果有新东西吸引你，在食谱中添加它或作为一个替代食品。烹调是一个创造性的体验，而不是一件家务杂事，去做试验。设计所有的这些食谱是为了获得有色蔬菜水果的最大健康效果，脂肪摄取最少，含有一定合理数量的热卡和丰富的风味。

颜色编码食谱

橙子-香蕉-草莓大豆蛋白粥
卷心菜柿子椒色拉
大比目鱼蔬菜烤肉串
鸡胸七色沙拉
墨西哥玉米早餐煎饼
小虾、豆腐和西兰花炒菜
鸡肉糙米饭

金枪鱼尼克斯沙拉
炖辣鱼
菠菜、洋葱、蘑菇、西红柿、混合香草煎蛋白卷
西红柿浓酱汤
香醋百里香烤鳕鱼
皮塔饼包金枪鱼三明治
嫩煎牛皮菜
酸甜加馅卷心菜
腌酸黄瓜沙拉
碎蔬菜沙拉
面条豆肉沙司
酸辣调味厨师长大沙拉

橙子-香蕉-草莓大豆蛋白粥（橙色/黄色；红色/紫色）

实际上，大豆蛋白粥可以用任何果汁和水果，这个食谱只是我们最喜欢的食谱之一。如果你用冷冻水果，粥将很稠。如果你用鲜浆果，可以根据需要加几个冰块。

一份用料：

1 盎司原味或香草味的分离大豆蛋白粉（或者提供大约 20 克蛋白质的分量）
半杯水
半杯橙汁（橙色/黄色）
1 杯半鲜或冷冻草莓（红色/紫色）
半个香蕉
把上述原料放在搅拌器中搅拌均匀。

每份营养分析： 282 卡热量，25 克蛋白质，2 克脂肪，49 克碳水化合物，8 克纤维，16 微克 α-胡萝卜素，42 微克 β-胡萝卜素，123 微克 β-隐黄素，171 微克叶黄素＋玉米黄素

鸡胸七色沙拉

如果你已经煮好了鸡胸肉，这种有色沙拉做起来很快。多准备一些鸡肉是一个好主意，需要时可以冷冻和再解冻。这种沙拉包含全部的颜色组别。调味品完美地补充了沙拉的原有成分。

一份用料：沙拉：

两半鸡胸肉，用红烧酱浸泡后烧烤，冷藏

1 个桃子，削皮，切块

10 个红葡萄（红色/紫色）

1 小罐中国柑橘，排干水分（黄色/橙色）

1 个黄柿子椒，切成丝（黄色/橙色）

1 个胡萝卜，切成丝（橙色）

1/4 个鳄梨，切块（黄色/绿色）

2 个绿色洋葱（白色/绿色）

10 个樱桃西红柿（红色）

1 杯西兰花球（绿色）

1 包欧洲生菜，或生菠菜

调味品：

1 汤勺米醋

2 茶勺酱油

1/2 茶勺白糖

1/8 茶勺姜末

1/4 茶勺香油

1/8 茶勺白胡椒

将烤鸡胸肉切成条状，与其他沙拉成分一起放在一个大的沙拉碗中。在一个小碗中，搅拌调味品，然后把调味品浇到沙拉上面，一起搅拌。

每份营养分析：热量 328 卡，蛋白质 32 克，脂肪 5 克，碳水化合物 42 克，纤维 10 克，α-胡萝卜素 689 微克，β-胡萝卜素 2524 微克，β-隐黄素 204 微克，叶黄素＋玉米黄素 1392 微克

小虾、豆腐和西兰花炒菜（绿色，白色/绿色）

如果用少量的油，用旺火煸炒是制作食物的最健康方法之一。将食物切成口状小片有利于快速烹调，炒成嫩脆，这样可以保留营养素。小虾和鲜绿的西兰花的完美组合富含蛋白质，加上浓烈的姜末大蒜汁，配上一点调味番茄酱。

两份用料：

12 盎司生小虾，新鲜或冷冻，去壳，去血管

4 杯鲜西兰花芽（绿色）

不粘锅喷剂

1 瓣蒜，捣碎（白色/绿色）

1/4 英寸厚的鲜姜，削皮，捣成碎末

1 根青葱，切碎（白色/绿色）

4 盎司的硬豆腐，切成半英寸厚的方块

调味汁成分：

2 汤勺低钠酱油

3 汤勺米酒，或鸡汤

2 茶勺米醋

半茶勺糖

1 汤勺调味番茄酱（红色）

1/8 茶勺粉状的白胡椒

3 茶勺玉米淀粉

如果是冻虾，按照包装说明解冻。将西兰花芽球在沸水中煮 1 分钟漂白，排干水分，不要漂洗，加盖后放置一边。在一个小盆中混合调味料，中温加热搅拌直到沸腾，浓缩，澄清，放置一边待用。

用平锅喷剂喷洒长柄浅锅，在高温中加热，锅变热时，加入

姜末、大蒜和青葱，翻炒几秒钟，但不要让大蒜变褐，加入小虾，继续翻炒，直到虾变成粉红色，熟透。在加入豆腐和漂白的西兰花芽，翻炒 2 分钟，直到豆腐变热。最后，倒入调味汁，快速搅拌混合，与蒸糙米饭一起食用。

每份营养分析：热量 358 卡，蛋白质 50 克，脂肪 8 克，碳水化合物 23 克，纤维 6 克，β-胡萝卜素 1471 微克，叶黄素＋玉米黄素 4303 微克，番茄红素 1276 微克。

金枪鱼尼克斯沙拉（黄色/绿色；红色；橙色/黄色）

一份真正的尼克斯沙拉总是含有：金枪鱼、土豆和绿豆，调味汁中不加醋。这个菜谱由于加了西红柿和直立莴苣含有另外的颜色。

两份用料：

4 杯直立莴苣，撕成口状大小的小片（黄色/绿色）

6 盎司水浸包装的金枪鱼，切成薄片

2 杯法式切割的绿豆，煮成嫩脆后冷冻（黄色/绿色）

1 个鲜西红柿，切片（红色）

2 个红色小西红柿，煮软，冷冻切片

调味汁：

2 汤勺橄榄油

1 汤勺鲜柠檬汁（橙色/黄色）

1/4 茶勺糖

1/4 茶勺干莳萝，或 1 茶勺鲜莳萝

1/4 茶勺盐

切碎鲜胡椒，按口味使用

1/2 茶勺第戎芥末

在一个小碗中快速搅拌调味料，或在一个罐中混摇，放在一边待用。把莴苣叶分到两个盘子，将金枪鱼、绿豆、橄榄油和土豆放在莴苣的上面，把调味汁浇到金枪鱼和蔬菜上面。

每份营养分析：热量 306 卡，蛋白质 29 克，脂肪 7 克，碳水化合物 34 克，纤维 9 克，α-胡萝卜素 186 微克，β-胡萝卜素 2246 微克，叶黄素+玉米黄素 3826 微克，番茄红素 2723 微克。

西红柿浓酱汤（白色/绿色；橙色；红色）

除非你能找到熟透的西红柿，否则使用罐装的犁形番茄，味道更足。罐装番茄加热可以使身体更容易吸收有益的番茄红素。用全脂奶或奶酪来中和酸味。这种西红柿浓汤由于加豆奶而含有健康的蛋白质。

8 份用料：

1 汤勺橄榄油

2 个中号洋葱，切成薄片（白色/绿色）

1 个中号胡萝卜，削皮，切短（橙色）

6 瓣蒜，切碎块（白色/绿色）

4 个 14.5 盎司的意大利罐装原汁樱桃番茄（红色）

1 汤勺鲜牛至叶，或 1 茶勺干牛至叶

1 撮糖

盐和鲜磨碎的胡椒

4 杯低钠鸡汤

半茶勺多香果粉

2 杯普通豆奶

1 茶勺英式伍斯特郡沙司

在大汤罐中将油中温加热，放入洋葱、胡萝卜和大蒜煮 8～10 分钟，直到蔬菜变蔫。加入带汁的罐装番茄、牛至、糖、盐和胡椒。再煮 5 分钟，弄碎番茄。加入鸡汤和百里香粉，慢慢煮沸后降低温度，半盖上盖子，炖 45 分钟。浓汤分批在搅拌器中搅拌，倒回汤罐，搅拌加入豆奶，调整味道，彻底加热。

每份营养分析：热量 111 卡，蛋白质 7 克，脂肪 4 克，碳水化合物 14 克，纤维 4 克，α-胡萝卜素 291 微克，β-胡萝卜素 882 微克，叶黄素＋玉米黄素 107 微克，番茄红素 19959 微克。

香醋百里香平锅煎鳕鱼

这是烹调鱼最容易的一种方法。它呈薄片状，带水，很有风味，容易制作。这种方法可以用来烹调其他鱼肴，也可用来烹调无骨无皮的鸡胸肉。每 1 英寸厚的鱼片需要十分钟。鸡胸肉需要大约 15 分钟烹调时间。

两份用量：

1 磅鲜鳕鱼片

盐和磨碎的鲜胡椒

2 茶勺橄榄油

2 茶勺香醋

1 汤勺鲜百里香

鱼的两边撒上盐和鲜胡椒，将一把长柄带盖浅锅放在中火上，锅变热时加入橄榄油，油变热后将鱼放入锅内，中温加热 5 分钟，直到鱼的下边变成褐色，形成一层硬壳。小心将鱼翻过来，降低温度，盖上盖，再加热 5 分多钟。当用叉子能分成片时，鱼就做好了。把鱼从锅里取出来放到盘里，将温度调回到中温，加香醋，快速加热，用锅铲搅动，关掉电源，将鱼放回锅内，翻动，鱼肉的两边都涂上醋。撒上鲜百里香，立即食用。

每份营养成分分析：热量 228 卡，蛋白质 40 克，脂肪 6 克，碳水化合物 1 克。

嫩煎唐莴苣（绿色）

唐莴苣尝起来像成熟的菠菜，味道很棒，是一种营养源。可以在超市找到白色和红色的唐莴苣。在住地附近的农贸市场查看是否有新式品种的唐莴苣，如紫色、橙色和嫩黄色的品种。这种烹调唐莴苣的方法也可以用在菠菜的加工上。

两份用料：

1 捆鲜唐莴苣（绿色）

1 茶勺半橄榄油

1/4 个紫洋葱，切成很薄的片（红色/紫色）

2 瓣蒜，捣碎（白色/绿色）

按口味加盐

彻底洗净莴苣，切断茎干。把叶子切成大片，放在滤锅中翻动，滤干叶片水分。中温上加热大平锅，放入橄榄油，油温变热时，加入紫洋葱，搅动，直到洋葱变软。加入唐莴苣和大蒜，蒸煮，不时搅动，直到莴苣变蔫，最后，加盐调味，快速搅动，立即食用。

每份营养分析：热量 67 卡，蛋白质 2.5 克，脂肪 3 克，碳水化合物 8 克，纤维 2.5 克，α-胡萝卜素 55 微克，β-胡萝卜素 4389 微克。

碎蔬菜沙拉（全色）

如果说有哪份食谱符合颜色编码系统，那就是这个碎蔬菜沙拉。这是一份很漂亮的沙拉，含有各种颜色。颜色鲜艳的蔬菜和黑色橄榄对比很强眼。由于调味品含有鲜罗勒，静置时呈褐色，因此在食用以前要不时搅拌。虽然第二天不怎么好看，但也同样好吃。为上菜时好看，沙拉用白碗装。

8 份用量：

1 捆鲜西兰花（绿色）

1 个小头的鲜菜花（绿色）

2 杯生小胡萝卜（橙色）

1 篮樱桃西红柿，切成两半（红色）

1 个大黄瓜，削皮，切成大块（黄色/绿色）
1 个红柿子椒，切成丝条（黄色/绿色）
1 个小紫洋葱，切成薄纸片状（红色/紫色）
1 杯小黑橄榄全果
1/4 杯切碎的鲜欧芹
调味汁：
2 汤勺橄榄油
1 汤勺香醋
2 汤勺鲜柠檬汁（橙色/黄色）
半杯鲜罗勒叶
1 茶勺盐
半茶勺鲜磨碎的胡椒
半茶勺第戎芥末
3 瓣蒜（白色/绿色）

煮开 1 大罐水，将西兰花和菜花切成小块，与胡萝卜一起煮沸，煮 2 分钟，或者煮到蔬菜嫩脆，停止蒸煮，滤干水分，用冷水充分冲洗后，放在冰箱中彻底冷冻 30 分钟。

把所有调味料放在搅拌器中彻底搅拌，直到罗勒叶和大蒜呈汤糊装，调味汁浓稠，放置待用。

在一个大碗中，煮白的蔬菜与西红柿、黄瓜、柿子椒、洋葱、橄榄和欧芹混合。加入调味汁搅拌，立即食用。

每份营养分析：热量 90 卡，蛋白质 5 克，脂肪 2 克，碳水化合物 4 克，纤维 11 克，α-胡萝卜素 960 微克，β-胡萝卜素 1954 微克，β-隐黄素 136 微克，叶黄素＋玉米黄素 440 微克，番茄红素 908 微克。

豆肉面条沙司

碎豆肉替代品的一个好处是很容易体现一起烹调的食物味

道。由于碎肉常用在调味菜肴中，如辣椒、玉米面豆卷、面条酱。大豆替代品与肉一般无法区分。

4 份用量：

1 汤勺橄榄油

2 瓣蒜，磨碎（白色/绿色）

1 个中号洋葱，大致切短（白色/绿色）

2 根茎干芹菜，切短（白色/绿色）

1 个中号胡萝卜，切碎（橙色）

1/4 磅蘑菇，切成薄片（白色/绿色）

半个绿柿子椒，切碎（黄色/绿色）

1 份 28 盎司罐装的番茄汤（红色）

1 茶勺干罗勒，或 1.5 茶勺鲜罗勒

1 茶勺干牛至，或 2 茶勺鲜牛至

半茶勺干迷迭香，或 1 茶勺鲜迷迭香

1/8 茶勺多香果粉

1.5 茶勺盐

半茶勺磨碎的鲜胡椒

1 茶勺糖

2 汤勺红酒

2 汤勺水

12 盎司的大豆碎颗粒

1 汤勺搓碎的意大利硬干奶酪

2 汤勺细切的鲜欧芹

用一个大汤锅中温加热橄榄油，油变热时，加入大蒜、洋葱、芹菜、胡萝卜、蘑菇、绿柿子椒，嫩煎约 4 分钟，使蔬菜变软，但不变褐。把温度调成中低温，加入西红柿汤、罗勒、牛至、迷迭香、多香果粉、盐、胡椒、糖、酒和水，搅拌混合。盖上盖，炖 30 分钟使各种味道混合。如果太稠，一次加入几汤勺水。加入大豆碎颗粒、干奶酪、欧芹、搅拌，再炖几分钟，彻底加热大豆颗粒，浇到全麦面条中。

每份营养分析：热量247卡，蛋白质24克，脂肪5克，碳水化合物32克，纤维11克，α-胡萝卜素641微克，β-胡萝卜素2077微克，叶黄素＋玉米黄素225微克，番茄红素33090微克。

卷心菜柿子椒色拉（绿色；黄色/绿色）

这是另一种颜色好看的沙拉。不像高脂蛋黄酱熟食色拉，这种色拉含有绿卷心菜、胡萝卜和柿子椒，带有用辣椒做的辛辣调味汁，这是蔬菜夹饼便餐的极好配菜。我曾在感恩节制作过这道菜来让大家品评。第二天，你还能用剩菜加到三明治中，是生菜的健康漂亮的替代品。

12份用料：

1个小头的绿卷心菜（绿色）

2个大胡萝卜（橙色）

1个黄柿子椒，去核去籽，切成丝条状（黄色/绿色）

1个红柿子椒，去核去籽，切成丝条状（红色/紫色）

半个大，或1个小的紫洋葱，对半切，然后切成薄片（红色/紫色）

1/4杯切碎的鲜欧芹

调味汁：

1罐淡绿的罐装辣椒

半杯龙蒿醋，或米酒醋

1汤勺柠檬汁

4汤勺橄榄油

1汤勺第戎式芥末

2瓣蒜（白色/绿色）

2茶勺糖

1.25茶勺盐

半茶勺碎孜然
1/4 茶勺塔巴斯哥辣酱油
鲜磨碎的调味胡椒
2 茶勺搓碎的柠檬皮
1 汤勺香菜籽（可选）

挖去卷心菜心，除掉外层的硬菜叶。从头部切成两半，撕成小细条，放在滤锅，用烫开水冲洗，轻轻挤压 2 分钟，直到卷心菜些微变软。再用冷水冲洗后，放入大碗挤干水分，与胡萝卜、柿子椒、洋葱、欧芹一起搅拌。除香菜籽外，把其他所有的调味料加入搅拌器，搅拌均匀，加入香菜籽，彻底搅拌，吃前彻底冷藏使味道混合。

每份营养分析：热量 73 卡，蛋白质 1 克，脂肪 5 克，碳水化合物 8 克，纤维 2 克，α-胡萝卜素 409 微克，β-胡萝卜素 863 微克，β-隐黄素 136 微克，叶黄素＋玉米黄素 178 微克。

大比目鱼蔬菜烤肉串（黄色/绿色；红色；白色/绿色）

鱼肉串吸引人，容易制作。你可以先做好串肉扦和涂串酱，然后烤肉串。任何硬的鱼肉都可用，鸡胸肉块也可以。可以根据口味改变蔬菜，但是蘑菇、西红柿和柿子椒是正宗的选择。如果要使用木质肉扦野餐，在串肉前先短暂浸泡木扦，以免烧着木扦。每份菜谱可以制作一个大肉串或两个小肉串。

4 份用料：
2 磅鲜比目鱼片
盐和胡椒，按口味使用
半个红柿子椒（红色/紫色）
半个黄柿子椒（黄色/绿色）
1 个黄洋葱（白色/绿色）
16 个樱桃番茄

16 个中号白蘑菇（白色/绿色）

调味汁：

8 汤勺低钠酱油

4 瓣蒜（白色/绿色）

1 片半英寸厚的鲜姜

2 汤勺加 2 茶勺红糖

2 汤勺加 2 茶勺米酒醋

把比目鱼片切成 1 英寸的小块，尽量均分成 8 个肉串。撒上盐和胡椒，放置待用。把黄色和红色柿子椒切成 1 英寸的方块，洋葱切成 8 块，每块再分成两块便于串扦。洗净蘑菇，摘取茎干。

把鱼肉、柿子椒、洋葱、蘑菇、西红柿串到 4 个大串肉扦或 8 个小串肉扦上。如果不是马上烤制，可以包上蜡纸，放到冰箱里保存。

在搅拌器搅拌混合肉串调味汁。

冷烤盘中喷上锅喷剂，预加热烤炉几分钟。小心将肉串放入热烤盘中，这样能快速烤制鱼和蔬菜。在鱼肉上浇上涂料酱，烤 3～4 分钟，或者等到鱼和蔬菜变褐色。翻过肉串，浇上涂料酱，烤 2～3 分钟。吃时再浇上一些涂料酱。

每份营养分析：热量 335 卡，蛋白质 52 克，脂肪 6 克，碳水化合物 19 克，纤维 3 克，α-胡萝卜素 75 微克，β-胡萝卜素 490 微克，β-隐黄素 204 微克，叶黄素＋玉米黄素 80 微克，番茄红素 1861 微克。

墨西哥玉米早餐煎饼（红色；黄色/绿色；白色/绿色）

墨西哥玉米煎饼常常配肉、奶酪和酸奶油，用高脂的玉米粉圆饼包裹。这个食谱的特点是用无脂全玉米粉饼包裹高蛋白含量的鸡蛋白和豆制香肠，用鳄梨和番茄辣酱来增强味道。

两份用料：

1/4 鳄梨（黄色/绿色）

4 个玉米粉圆饼

无脂锅喷剂

2 根豆制香肠馅饼

6 个蛋白

1 根青葱，切短（白色/绿色）

制作好的番茄辣酱（红色）

削去鳄梨皮，切片，放置待用。在你准备香肠和鸡蛋时，用铝箔包裹玉米粉圆饼后放到 350 度高温烘箱中加热。用长柄不沾浅锅，或用无脂锅喷剂喷过的长柄浅锅中温加热香肠，不断搅拌，直到香肠被彻底加热后，移到带盖的碗里，放置待用。用纸巾擦净平锅，喷上锅喷剂，继续加热。用叉子快速搅动蛋白，倒入加热的平锅里，不时搅动，直到蛋白煎好。

在两个盘子中各放一个玉米粉圆饼，把香肠、蛋白和鳄梨均分到两个饼上，上面撒上切短的青葱和番茄辣酱，用玉米圆饼把这些馅卷起来。

每份营养分析：热量 310 卡，蛋白质 33 克，脂肪 5 克，碳水化合物 36 克，纤维 9 克，α-胡萝卜素 15 微克，β-胡萝卜素 170 微克，β-隐黄素 18 微克。

鸡肉糙米饭（绿色；橙色；白色/绿色）

这是一种更健康，更有色彩的鸡肉糙米饭，已经成为汉堡和油炸类快餐食品的替代品。美食广场提供这类食品，但多用白米饭，常常使用含脂肪更多的肥鸡翅肉，蔬菜少。这份食谱的特点是，用全谷物的糙米，蔬菜丰富，使用鸡胸肉。

4 份用料：

4 个鸡胸半分块

盐和胡椒，按口味使用
无脂锅喷剂
2 杯西兰花芽，切成小块状
1 茶勺橄榄油
2 杯切碎的小白菜（绿色）
2 个胡萝卜，切成火柴杆状（橙色）
半个黄洋葱，切片（白色/绿色）
2 瓣大蒜，磨碎（白色/绿色）
1 根青葱，切短（白色/绿色）
2 杯鲜煮的糙米
瓶装红烧沙司酱

鸡胸肉的两边抹上盐和胡椒，用锅喷剂喷雾长柄平锅，用中高温加热 1 分钟，将鸡胸肉放到锅中烹调 5～7 分钟，或者直到鸡肉变成褐色。把鸡胸肉翻过来，盖上锅盖，把温度调到中低温度，用鸡肉汁本身烹调 12～15 分钟，或者直到熟透。关掉温度开关，把鸡胸肉从锅里取出，切片后，放回锅里，加盖保温。

在做鸡肉时，用长柄带盖深锅煮沸 6 杯水，放入西兰花，煮 1 分钟，让鲜绿色变成枯萎，不要漂洗，滤干水分。

用高温加热大平锅，加入橄榄油、西兰花、小白菜、胡萝卜、洋葱、大蒜、青葱和姜，翻炒 3～4 分钟，直到蔬菜变成脆嫩。用盐和胡椒调味。

把煮好的糙米分成 4 份，上面放上蔬菜和鸡胸肉，然后加红烧沙司酱调味。

每份营养分析：热量 332 卡，蛋白质 34 克，脂肪 5 克，碳水化合物 12 克，纤维 1 克，α-胡萝卜素 1235 微克，β-胡萝卜素 2414 微克，叶黄素＋玉米黄素 1174 微克。

炖辣鱼（红色；黄色/绿色；白色/绿色）

这份菜肴用柿子椒、大蒜、孜然、辣椒粉和月桂叶把味道调成像秋葵汤。食谱非常灵活可变，可以试用不同的蔬菜和各种海产品。冻虾和冻扇贝广泛有售，使得这份菜肴的制作既快又容易。可以用任何种类的鱼。一些海产品市场出售做杂烩的杂鱼块，非常适合制作这种菜肴，比纯鱼块便宜的多。

4 份用料：

1 汤勺橄榄油

1 杯黄洋葱丁（白色/绿色）

半杯粗切红柿子椒（红色/紫色）

半杯粗切绿柿子椒（黄色/绿色）

3/4 杯蘑菇片（白色/绿色）

2 瓣大蒜，捣碎（白色/绿色）

1 杯低钠鸡汤料

2 罐 14.5 盎司装西红柿丁（红色）

半茶勺碎孜然

1/4 茶勺辣椒粉

1/4 茶勺盐

1/4 茶勺磨碎的鲜黑胡椒

1 片月桂叶

8 盎司新鲜或冷冻的熟虾，去皮，去血管

6 盎司的新鲜或冷冻的扇贝

1 汤勺切短的鲜欧芹

用一个大汤罐中温加热橄榄油，加入洋葱、柿子椒、蘑菇和大蒜，搅拌，炖 8～10 分钟，不时搅拌。加入鸡汤、孜然、辣椒粉、盐、胡椒和月桂叶。不加盖，慢煮 30 分钟，不时搅拌。在烫中加入虾、扇贝，加盖，慢煮 10～15 分钟，时间取决于扇贝的大小，直到扇贝煮熟。最后，调味，去除月桂叶，吃以前拌进欧芹。

每份营养分析：热量 215 卡，蛋白质 23 克，脂肪 5 克，碳水化合物 21 克，纤维 1 克，α-胡萝卜素 10 微克，β-胡萝卜素 703 微克，β-隐黄素 276 微克叶黄素＋玉米黄素 82 微克，番茄红素 19950 微克。

菠菜、洋葱、蘑菇、西红柿和香草煎蛋白卷（白色/绿色；黄色/绿色；红色）

单独煎蛋卷很容易。这是一份食谱。如果你从来没有煎过蛋白卷，你会很惊奇它的味道如此丰富。使用中号煎蛋平锅，一边倾斜，效果最好。

一份用料：

不粘锅喷剂

1 杯鲜菠菜叶，清洗，拍干水分（黄色/绿色）

2 茶勺切碎洋葱（白色/绿色）

2 个鲜蘑菇，切片（白色/绿色）

2 汤勺鲜切西红柿丁（红色）

1 茶勺橄榄油

4 个蛋白，用叉子打均

1 茶勺切碎的鲜香草，或者 1/4 茶勺的干香草

煎蛋锅喷上不粘锅喷剂，中高温加热，加入菠菜叶、洋葱、蘑菇、西红柿，煎炸蔬菜约 2 分钟，使其变脆软。把蔬菜从平锅中移到小盘中待用。用纸巾擦干煎锅，继续加热，加入橄榄油，旋动煎锅，使橄榄油涂满煎锅，倒入蛋白，抬起煎蛋白的一边，翻动，以便煎熟另一边。煎蛋卷上面撒上煎炒的蔬菜和香草，对半折叠包裹后食用。

每份营养分析：热量 135 卡，蛋白质 17 克，脂肪 5 克，碳

水化合物 7 克，纤维 2 克，α-胡萝卜素 26 微克，β-胡萝卜素 3224 微克，叶黄素＋玉米黄素 6715 微克，番茄红素 696 微克。

皮塔饼包金枪鱼三明治（橙色；黄色/绿色；红色）

金枪鱼做成富含蛋黄酱的高脂沙拉时，它的健康益处就没有体现出来。这份食谱用水浸包装的长鳍金枪鱼，混合豆腐调料、蔬菜和腌菜，更有味道，颜色更鲜艳。全麦皮塔面包使金枪鱼沙拉的纤维含量更丰富。

4 份用料：

4 个全麦皮塔小圆面包

1 罐 12 盎司水浸包装的长鳍金枪鱼

2 根茎干芹菜，切成丁（白色/绿色）

1/4 杯洗切的洋葱（白色/绿色）

2 个中号胡萝卜，去皮，切碎（橙色）

1 个西红柿，切成丁（红色）

2 汤勺甜腌菜

2 杯混合绿菜，冲洗，在纸巾上沥干，大致切短；或者用苜蓿或西兰花芽（黄色/绿色）

豆腐调料：

3/4 杯硬豆腐

2 汤勺鲜柠檬汁（橙色/黄色）

1/4 茶勺干芥末

半茶勺盐

1/8 茶勺白胡椒

1 又 1/4 茶勺糖

把所有豆腐调料放到搅拌器搅拌均匀（也许你要用橡胶刮铲刮擦几次搅拌器的边）。

把皮塔饼破开，沥干金枪鱼罐头的水分，到入中号碗里，用叉子弄成薄片，加入豆腐调料、芹菜、洋葱、胡萝卜、西红柿、腌菜、混合搅拌。然后，加入粗切的生菜或西兰花芽，轻轻翻动。把金枪鱼混合物填塞到皮塔面包里食用。

每份营养分析：热量 360 卡，蛋白质 37 克，脂肪 5 克，碳水化合物 47 克，纤维 7 克，α-胡萝卜素 643 微克，β-胡萝卜素 1507 微克，叶黄素＋玉米黄素 834 微克。

酸甜加陷卷心菜（绿色；红色；白色/绿色）

这是大豆碎粒体现烹调菜肴味道的另一个好例子。这份菜肴含有很多成分，可以一起快速制作，值得一试，菜肴容易再次加热。

8 份用料：

2 个小头绿卷心菜（绿色）
12 盎司大豆碎颗粒
1 杯煮糙米饭
1/3 杯切洋葱（白色/绿色）
半茶勺盐
1 茶勺茴香籽（可选）
半茶勺干百里香
磨碎鲜胡椒，按口味使用
2 茶勺橄榄油
1 罐 28 盎司装西红柿浓汤（红色）
半杯金黄色葡萄干
1/4 杯红糖
1 汤勺鲜柠檬汁（橙色/黄色）
1 茶勺米醋
3/4 茶勺盐
1 茶勺姜粉

把烤炉预热到 350 度。挖去卷心菜心，小心去掉外边的 8 个大菜叶，水冲洗，放置待用。把剩下的卷心菜切成细丝，约有6～7杯的量，冲洗卷心菜丝，放在旁边沥干水分。烧开一大锅开水，煮8个卷心菜叶，5分钟后用流动的凉水冷却，放置待用。把大豆碎颗粒、熟米饭、青葱、盐、茴香籽、百里香、胡椒放入一个大碗，彻底搅拌。

用一个大汤罐，中高温加热橄榄油，放入卷心菜丝，烹调约10分钟，不时搅拌，直到卷心菜变软。加入西红柿浓汤、葡萄干、红糖、柠檬汁、醋、盐和姜，搅拌。把温度调到中低温，加盖，慢煮15分钟，以便味道混合。

当慢煮调味汁时，每个卷心菜叶中放入约半杯上述拌馅料，折叠菜叶根部包住馅料，然后折边，卷裹包住上部。

把一半卷心菜/西红柿混合馅料放在一个砂锅中，这个砂锅大小要适合一层能装下所有的卷心菜卷。沙锅上面放上卷心菜卷，再在卷心菜卷上面放入剩余的卷心菜/西红柿混合馅料，用铝箔包住砂锅，放到预热的炉中烤1小时。

每份营养分析：热量186卡，蛋白质11克，脂肪2克，碳水化合物34克，纤维7克，β-胡萝卜素467微克，叶黄素+玉米黄素279微克，番茄红素16545微克。

腌酸黄瓜沙拉（白色/绿色）

腌制酸黄瓜有多种方法，都是讨人喜欢的。这份菜肴采用亚洲方法，使用米酒醋、酱油、姜和少许芝麻。黄瓜要在腌制过程中失去水分并变软，因此，制作这道菜肴时要提前30分钟。

4份用料：

2个大黄瓜（白色/绿色）

1/4杯调味米醋

1汤勺低钠酱油

1茶勺糖

1/8茶勺热红辣椒片，或者按口味使用

1/4 茶勺盐

1 个 1/4 英寸后的鲜姜片，去皮，捣碎

1/8 茶勺芝麻油

1 茶勺鲜莳萝，或半茶勺干莳萝

1 汤勺切短欧芹

切掉黄瓜的根部，削皮，切成薄片，放到碗里。在一个小碗里混合其他调料，品尝调味汁，按口味调制，浇到黄瓜上面，轻轻翻动，冷藏 30 分钟。

每份营养分析：热量 10 卡，蛋白质 0 克，脂肪 0 克，碳水化合物 2 克，纤维 1 克，α-胡萝卜素 4 微克，β-胡萝卜素 8 微克。

香汁调味厨师长沙拉（黄色/绿色；红色）

传统的厨师长沙拉高脂低营养，卷心莴苣、奶酪、蛋黄和千岛酱是主要原料。这份菜肴的特点是使用蛋白和素火鸡来供给蛋白质，直立莴苣、菠菜、青葱和西红柿来满足颜色编码的要求，加入有益于心脏健康的橄榄油调味汁。

两份用料：

2 杯小块状的长莴苣（黄色/绿色）

2 杯鲜菠菜叶（黄色/绿色）

1 根青葱，切短（白色/绿色）

2 个西红柿，切片（红色）

12 蛋白，煮硬，切丁

12 片素火鸡，切片

2 汤勺切碎鲜欧芹

调味汁：

2 茶勺橄榄油

2 茶勺香醋

1 瓣大蒜，切碎（白色/绿色）
半茶勺第戎芥末
1/4 茶勺盐
切碎鲜胡椒，按口味使用

食用前半小时，清洗莴苣和菠菜叶，晾干，放在冰箱中冷藏。在一个碗里混合调味料，或在罐中摇动混合，放置待用。食用前，调味汁与莴苣、菠菜、青葱和西红柿一起搅拌，分到两个盘中，每个蔬菜盘上面各放入一半蛋白和一半素火鸡片。撒上碎欧芹食用。

每份营养分析：热量 305 卡，蛋白质 46 克，脂肪 4 克，碳水化合物 9 克，纤维 6 克，α-胡萝卜素 139 微克，β-胡萝卜素 3997 微克，叶黄素＋玉米黄素 3163 微克，番茄红素 3721 微克。

一周有色食物原料采购清单

在快车道中很难有时间吃饭，而走在快车道上已经成为美国人的一种生活方式。我们很多人走着吃饭，没有坐下来专门进餐的奢侈。储备你家中的橱柜，你就可以吃上提前准备的健康食物，而不增加腰围。

你不用每天采购，但你希望食物尽可能新鲜。除鲜鱼外，这个采购单中的食物可以保存几天的时间。如果你不喜欢冻鱼，更喜欢鲜鱼，就需要经常采购，因为鲜鱼应在购买后 24 小时食用。你可以用下面所列的采购食物制作第二章描述的膳食。

第 1～4 天的购物单

√肉/鱼/鸡

罐装，水浸包装长鳍金枪鱼，大比目鱼，鸡胸肉，新鲜或冷冻的小虾，鳕鱼，做三明治的切片火鸡胸肉

√豆类蛋白

硬豆腐，大豆碎颗粒，冷冻豆制汉堡包馅料，软豆腐，豆制加拿大火腿，豆奶，大豆麦片，大豆蛋白分离粉

√水果

香蕉，冷冻混合浆果，新鲜或冷冻的黑莓，罐装橘子，哈密瓜，葡萄，新鲜或冷冻的蓝莓，柠檬，芒果，梨子，油桃，菠萝，新鲜橙汁或冷冻浓缩橙汁，菠萝汁，橙子，新鲜或冷冻草莓

√蔬菜

鳄梨，大或小胡萝卜，西兰花，绿卷心菜，菜花，芹菜，香菜，黄瓜，新鲜或冷冻绿豆，青椒，柠檬，酸橙，沙拉混合蔬菜，蘑菇，紫色或黄色洋葱，欧芹，柿子椒，红、绿和黄色辣椒，土豆，长莴苣，青葱，唐莴苣，樱桃西红柿，新鲜或罐装西红柿

√奶制品

蛋白，脱脂软奶酪，无脂牛奶，脱脂意大利白软干酪，意大利硬干酪

√谷物

糙米，碎麦，全谷物英式松饼，燕麦片，全谷物面包，全谷物汉堡面包，蒸全麦粗粉，全麦面条

√增味料和调味品

多香果粉，香醋，鲜或干罗勒，黑橄榄，茴香籽，香菜，肉桂，丁香，孜然粉，第戎芥末，腌莳萝片，新鲜或干莳萝，大蒜，姜根，蜂蜜，调味番茄酱，新鲜或干薄荷，肉豆蔻，橄榄油，牛至，松子，红辣椒片，红酒，红酒醋，米醋，鲜或干迷迭香，低钠酱油，塔巴斯科辣椒，龙蒿醋，百里香，核桃，胡

椒粉，

√**杂料**

罐装淡绿辣椒，低钠鸡肉汤，橄榄油锅喷剂，配制比萨酱，红酒，米酒，芝麻香油，西红柿浓汤，杏酱，玉米淀粉，伍斯特郡沙司

第 5～7 天的购物单

√**肉/鱼/鸡**

罐装水浸包装长鳍金枪鱼，鸡胸肉，小虾和扇贝

√**豆类蛋白**

硬豆腐，大豆碎颗粒，豆奶，豆麦片，豆制香肠包，豆制火鸡片，素食辣椒

√**水果**

香蕉，冷冻混合浆果，哈密瓜，猕猴桃，柠檬，酸橙，木瓜，桃子，菠萝，树莓，冷冻草莓，西瓜

√**蔬菜**

苜蓿芽，鳄梨，西兰花，绿卷心菜，胡萝卜，芹菜，大白菜，玉米棒子，黄瓜，大蒜，鲜姜根，绿白菜，柠檬，混合叶菜，蘑菇，洋葱，欧芹，红色、绿色柿子椒，生菠菜，长莴苣，青葱，新鲜西红柿或罐装西红柿泥，黄洋葱

√**奶制品**

蛋白，普通脱脂酸奶，无脂牛奶

√**谷物**

糙米，玉米圆饼，全谷物面包，全麦皮塔面包，全麦饼干

√增味料和调味品

香醋，月桂叶，罗勒，茴香籽，辣椒，肉桂，孜然粉，干芥末，姜粉，红辣椒片，橄榄油，牛至，米醋，迷迭香，芝麻香油，酱油，红烧酱，百里香

√杂料

烤肉酱，面包屑，罐装低钠鸡肉汤，罐装樱桃番茄、熟制番茄和调味番茄，蜂蜜，芥末，金黄葡萄干，红酒，酸甜酱，腌菜，番茄辣酱，混合蔬菜汁

你完成了食物采购，厨房为颜色编码系统做好了准备。你已经准备在家中开始新的健康方式的就餐。但这在今天还是远远不够的。多半的饭是在快餐厅，外买餐厅和正餐厅吃的。你需要掌握专门技能来选择外面供给的食物。下一章将给你提供一些关键的生存技能来对付这些到处存在的高脂、高糖的不健康食物。

使用颜色编码旅行和就餐

每次在餐厅就餐时，必须要仔细选择吃的食物，关心食物是如何制作的。如果你在家里做到了色彩膳食，你可以把这些色彩膳食的知识应用到旅行和餐厅就餐中去。

高价餐厅中的颜色编码会是什么样子呢？最近，我在纽约参加会议时去了一家时尚餐厅。我同桌的年轻医生要了一个大排，炸洋葱圈，千岛酱调味的卷心莴苣沙拉和一份热巧克力圣代冰淇淋。可以明显地看出，他在医学院没有学过营养学。我要了一份墨绿色香醋生菜沙拉，烤太平洋油鲽配橙子酱，蒸蔬菜包括西红柿、蒸芦笋、西兰花、菜花和胡萝卜，甜点是混合水果，包括猕猴桃、树莓、草莓和蓝莓。当我主动完成我的颜色编码膳食时，我估算我的饭比他的饭少一千多卡的热量。我知道你不会经常在昂贵餐厅去吃饭，但是，不管在哪里吃饭，尽可能增加菜盘颜色的道理是一样的。

这里你可以做一些简单的事情就可以在大多数餐厅做到颜色编码膳食。

1. 当你坐下就餐时，餐桌上放有小吃饼或面包时，把它推到离你尽可能远的地方。一份油炸的高脂玉米面饼的热量超过500卡，那些好吃的面包和面包卷能很快增加几百卡的热量。如果男、女服务员试图给你提供面包或小吃饼时，要求服务员执行你的命令，把面包或饼干拿回到厨房去。某些餐厅提供蔬菜沙拉，或切蔬菜，如果你感到很饿，可以要一些这样的蔬菜沙拉，或一杯水，或一杯冰茶来代替面包，或者在吃饭以前聊天谈话。

2. 要一份黑绿蔬菜沙拉，但不是卷心莴苣。尽可能多地选择提供不同颜色的蔬菜，如红柿子椒、绿柿子椒、胡萝卜、花椰菜。使用酒醋或米醋，不要用酸辣沙司或常用的高脂调味品，如千岛酱，或蓝色霉菌花纹奶酪。要增加味道，加入小块或小片状的鳄梨，或少许橄榄油。

3. 要一份低脂的蛋白质主菜，如鸡胸肉、白火鸡肉、白鱼肉，或者其他种类的海产品。如果你是女士，菜肴分量大小应如你的手掌般大小，男士的分量应是手掌的 2 倍大小。

4. 蛋白质主菜的分量决定了蔬菜选择的分量。应该选择两种不同颜色的蔬菜，或颜色种类更多一些。蔬菜的分量至少是蛋白质主菜的 2 倍大小。

5. 甜点应该要混合水果，如一碗草莓、树莓和猕猴桃的混合水果。如果没有，要一个橙子，或一个苹果，或一个梨。有些餐厅提供肉桂调味的烤苹果或烤梨，但不要在糖浆中浸腌。用叉子和餐刀切开这些新鲜或烤制的水果甜点，慢慢享用，品尝味道，好像你在吃一份高脂高甜度的蛋糕、糕点或馅饼。

避免大盘特价促销菜

不要掉进越多越好的圈套里去。餐厅乐意提供各种食品，因为大多数餐厅的成本是劳力，他们以低价格给你提供许多食品来吸引你再次光顾。如果你跟他人一起吃饭，把大份的主菜和沙拉分成两半，两人来吃。或者用食物袋把主菜的一半带回家存放起来，作为第二天的一顿美味午餐。

与上述规则不同，高价餐厅更加重视外观。这些餐厅用多色沙司包裹小分量畜肉、鱼或鸡肉，配以漂亮的，但有时数量吝啬的蔬菜。如果在这些餐厅用餐，很容易要到更多的煮熟的蔬菜，或者要一份单独的蔬菜菜肴。欧洲的厨师知道多色菜肴的价值。

与同伴一起聊天谈话，在餐厅就餐应该是一个愉快的经历。当你走进餐厅时，找到一个好位置坐下来体味美好的社交经历。过去一般在生日或周年纪念日时才去餐厅用餐。但是今天，每个人至少有一半时间在外用餐。

一周有很多时候在外用餐，因为没有时间做饭。如孩子的特殊事情，如家庭教师协会会议，体育赛事，或者你马上要参加业务会议。当你一周经常在外就餐，不要用一顿大餐来犒赏一天的辛苦工作，或者认为用高脂食物如烤肉排和洋葱圈来填饱肠胃来消除焦虑。你不是伐木工人，不应像伐木工人一样吃饭。如果你需要咀嚼一些东西，要一份酒醋或柠檬调味的大沙拉，一杯酒，配上一大盘煮蔬菜，或一份蔬菜汤。如果你用心实施颜色编码膳食，你就会吃到比餐厅菜单提供的更低热量的许多食物。

关注脂肪：餐厅风格

控制在餐厅就餐时的脂肪摄入量是一件非常困难的事情，因为脂肪到处存在。你可以在餐桌上找到脂肪（如黄油，人造黄油，炸土豆片），或在做饭时发现脂肪（炸或闷），或在调味品中有脂肪（黄油，奶酪）。因为你不做饭，学着询问有关膳食成分和制备的恰当问题，以便你得到你想要的。

- 要烤鱼或烤鸡，不要油炸的。
- 把调味酱放在盘子边，或者把黄油沙司完全去掉
- 用双份的煮蔬菜代替米饭或土豆

国际颜色编码

许多民族的烹调非常适合颜色编码，因为他们使用很多蔬菜、水果、全谷物、香草和香料。这里，我们做一次简短的国际烹饪巡游，并提出与颜色编码系统吻合的菜单组成的建议。

中式和日式餐厅

在中国吃的中餐是世界上最健康的食物之一，但是，美国的中餐食品却是世界上最高脂的食品。中国至少有四个典型的地方菜系，每一个菜系反映了地理、气候和历史方面的差异。例如，川菜厨师使用辣椒和辣椒油烹调很辣的食品。北方的中国菜肴强

调以小麦为基础的面制品，如面条和水饺。中国南方广州市周围，蒸白米饭带煮菜或炒菜，用少许油。由于很多南方人在19世纪移居到了美国加州，广东食品成为美国中餐食品的基础，使用油和过甜的调味品。

从其他中国烹调中借鉴的酸辣酱和炒菜，如湖南牛肉、四川鸡、猪肉丝，被重新包装成高脂美味的美式菜肴。日裔美国人在洛杉矶创立的好运烹调法是遍布美国的中餐馆的一个营销策略。

告诉服务员给你的炒菜和煮菜少放点油。要煮菜，尽可能多要一些亚洲特色的颜色编码食物。炒大白菜是一个非常棒的中式卷心菜肴，风味独特，含有一些与花椰菜相同的健康保护性物质。中餐厅的汤一般含脂低，享用一杯馄饨汤或酸辣汤。当你吃手掌大小的煮鱼或煮鸡时，少吃点白米饭，将白米饭的量减半，煮菜的量加倍。

日本式的膳食与中餐类似，精白米、炒菜、腌菜和海产品是主要原料。一般在豆腐和日本豆面酱中含有大豆蛋白。寿司店特别流行，像美国的快餐族一样，你不会只吃一块，但要限制一份的块数。根据米饭和鱼的分量，女士吃4～6块，男士不要超过6～8块。先从黄瓜沙拉和一杯寿司汤开始。至少喝两杯绿茶，绿茶含有儿茶素，能有效地保护你的DNA。

吃红色/紫色组的苹果、李子、红柿子椒和茄子。使用胡萝卜、冬瓜和红薯（橙色）。柑橘属于橙色/黄色组。黄色/绿色以及绿色组的蔬菜也广泛使用，包括黄瓜、绿豆、雪豆、绿柿子椒、菠菜、西兰花、卷心菜。食物调味用白色/绿色组的大蒜和洋葱。亚洲菜肴传统上一般不用红色组的食物，虽然一些美国中餐也用西红柿。

东印度

牛对印度人来说是神圣的动物。素食主义在印度比在世界其他地方更盛行。东印度的膳食与亚洲膳食类似，米饭和蔬菜是主要原料。遗憾的是，像美国中菜馆一样，美国的印度餐也常常增加脂肪来满足美国人的口味。常与印度食品相联系的味道是咖喱饭，但也常有不寻常的原料组合。美国式的咖喱饭常常使用鸡肉，包括黑肉，但也能找到素食咖喱饭，你可要求少用油或不要加油。

纯黄油（酥油）是喜欢用的烹调脂肪，虽然有时也使用椰子油，食物看起来好像很油腻。因为这个因素，最好选用泥炉烹调的鸡和鱼，西红柿菜肴、达希酸奶、开胃菜和烤肉串。

印度食品使用红色组的西红柿，也用黄色/紫色组的茄子，橙色组的红薯和芒果，橙色/黄色组的柠檬，黄色/绿色组的秋葵，绿色组的菜花，白色/绿色组的大蒜和洋葱。在菜单中找找这些食物，或者询问服务员在那些菜肴中可以找到这些食物。

墨西哥和中南美洲

大多数墨西哥餐厅用玛格丽塔酒赚钱，每份含有 350 卡的热量，与之相比，一份淡啤酒含有约 100 卡热量，一杯酒含有 90 卡的热量。墨西哥餐厅在饭前也喜欢提供炸玉米粉圆饼小吃。每小篮的炸玉米粉圆饼含有 550 卡的热量。在服务员拿走你的订单以前，你已经吃进去 1500～2000 卡的热量。

墨西哥食物远不只是玉米煎饼和玉米面豆卷，你可能想到的墨西哥食物是德州墨西哥食品。避免点高脂的油炸玉米粉饼、烤肉卷，或者墨西哥比萨饼。玉米粉代替面粉的鸡肉或者小虾卷肉饼是最好的选择。如果你要求服务员去掉酸奶油、奶酪丝和油炸豆瓣的话，玉米粉圆饼加烤鸡肉也是一个安全的选择。高脂的美国沙拉酱已经在墨西哥餐厅中出现，用墨西哥辣调味汁代替沙拉酱。

墨西哥和南美土著印第安文化培育的食品包括玉米、西红柿、辣椒、鳄梨、南瓜和大豆。红肉、酸奶油、猪油炸豆瓣和奶酪是西班牙或美国的食品，这是对三千多年前培育的非常健康的以植物性食物为主的膳食的补充。牛从欧洲引进到南美平原，阿根廷烧烤牛肉膳食与南美当地的膳食没有任何相同的地方。使用颜色编码来重新设计你的菜肴和改变传统习惯，以便你用颜色丰富的膳食代替这些移植的食品。这些颜色丰富的膳食食品包括红色组的西红柿和辣调味汁，红色/紫色组的秘鲁土豆、草莓和红酒，橙色组的甜瓜、芒果和南瓜，橙色/黄色组的柑橘，包括橙子、橘子、柠檬和酸橙，黄色/绿色组的玉米、西葫芦和鳄梨，白色/绿色组的大蒜和洋葱。

在墨西哥餐厅最好的选择是淡味玉米馅饼，烤肉卷，用鱼或鸡肉、全黑豆、辣调味汁制作的玉米卷饼。一些高档墨西哥餐厅提供烤鱼或烤鸡和用新鲜蔬菜水果做的辣调味汁。

希腊、中东、意大利和西班牙

这些温暖的海岸地区比欧洲其他地方容易获得更多的新鲜蔬菜水果。鱼和其他海产品、西红柿、辣椒、苹果、梨、浆果、坚果、杏子、柑橘、新鲜或干制的香草给这些地区的烹调带来了丰富的颜色和味道。大蒜和辣椒、野菜、鲜无花果和西瓜给饮食增加了香味。

可惜，这些健康的饮食烹调到了美国以后就变了，这里给出了一些就餐的技巧以便让你可以应用颜色编码。

1. 美国的意大利餐厅是面条和比萨的同义词，使用精制的碳水化合物和脂肪，除植物油制作的面条酱以外，很少能符合颜色编码。要鱼、海产品或鸡肉菜肴，配面条。要求服务员不要给面条加油，用杂菜沙司代替肉沙司，放在餐桌边，然后，你可根据口味来加沙司调味汁。这样你就有机会看看沙司有多油腻。

2. 希腊食品也是非常健康的，但美国的希腊食品却不是这样的。用羊肉、酸奶油和油炸洋葱制作的陀螺三明治每份提供1000卡的热量。选择用烤鸡肉、鱼或虾制作的塔布力沙拉和用西红柿、洋葱和黄瓜制作的沙拉。

3. 中东烹调泛指以色列、波斯和阿拉伯食品，与希腊食品差别不大。皮塔饼包油炸鹰嘴豆丸、生菜和芝麻油调味品制作的沙拉三明治是热狗和以色列炸薯条合为一体的食品。鹰嘴豆丸是蔬菜油炸的，含有很多额外的热量。在这些国家饮食文化环境下提供的甜点是用薄层生面加脂肪制作的，也含有很多额外的热量。

我曾在沙特阿拉伯出席过提供大量高脂食品的午餐宴会。使用很多橄榄油和添加额外脂肪，也有一些用无花果和杏子制作的新奇的水果菜肴。波斯烹调喜欢使用羊肉和鱼，米饭也加油。你需要应用颜色编码去获得许多不同颜色的水果和蔬菜。品尝许多异国风味的好吃食品，而不要光吃鱼。

4. 西班牙烹调以肉菜饭出名，米饭加猪肉香肠、虾和鱼，米饭常常加油。避开添加的脂肪和过多热量，要沙拉、蔬菜和烤鸡肉或烤鱼肉。

点你想吃的

一些餐厅的服务员给你叙述菜单上令人垂涎的促销菜肴来控制顾客，但不要顺从。询问食物是如何制作并不粗鲁无礼，毕竟你是顾客。如果你不能要到菜单上没有食品，可以要求调整菜肴，不要添加某些成分，或者去掉调味品和沙司，或者放在桌边。

要熟悉烹调的词语：低脂的食物是烘烤的、水煎的、蒸的、水煮的、或者是火炒的，但是嫩脆的。油腻的、涂面包屑的、扇贝状的，裹有面包屑焦层的食物是高脂的。酸辣沙拉调味品含有油和醋，放在桌边，不要让直接浇在菜上面，你可以根据需要添加来控制用量。

把菜单全部浏览一遍。如果主菜里的蔬菜不多，可以查看沙拉、配菜和开胃菜单来补充，满足你的水果蔬菜的需要。要求服务员去掉含淀粉的配菜，把蔬菜加倍。要鸡肉凯萨色拉，但不要把沙拉酱直接浇到菜上面。再点一些蔬菜配菜。你是主宰者。餐厅的生意难做，餐厅需要你大于你对餐厅的需要。

用颜色编码去旅行

旅行是有可能应用颜色编码（但不是很容易）。在飞机上，不要酒、小吃食品和坚果。可以点混合的西红柿汁、浆果汁，或者水。我常常在旅行包里带一块蛋白质肉块，以便遇到变质肉时还有其他的选择。即使航空食品品质良好，我也从盘子中去掉所有高脂的食品，把他们放到曾装刀叉的塑料袋子中去。

当你到达目的地时，也许会遇到大多数商店都已关门。一块水果和蛋白肉块就会配上用场。大多数旅店提供带水果的自助早餐。选择草莓、蜜瓜、西瓜和甜瓜。如果你在不提供自助早餐的旅店住几天，就在旅店房间的冰箱中放置水果和蔬菜，小胡萝卜、西兰花、樱桃、西红柿和一些浆果能帮你度过几日。买上几罐以西红柿为主料的常规味道或辣味的蔬菜汁。你也可以在冰箱里放上一些低脂的肉和大豆蛋白肉代用品。

当你出差在外，你也许会被带到从未去过的餐厅。点家庭特别套餐，全桌的人来分享品尝，这应该成为一种习惯。确保你的主菜、沙拉和蔬菜符合你的颜色编码膳食。虽与膳食计划存在一些偏离，但旅途中一路以肋骨、奶油菠菜和土豆泥为食，伴以盐煮花生和威士忌，这就不只是付账单的事了。你可能想在回家后做些饮食调理，但下一个旅程也许又要开始了。

家庭聚会和假日时的饮食

假日是给家里人介绍多样化的饮食和打破老习惯的好机会。这里给你提供一些建议：

感恩节、复活节和圣诞节

给你的家人介绍一些新的蔬菜菜肴。食用火鸡白肉，或者大豆蛋白代火鸡肉，用鲜酸果曼沙司腌制。蒸制橡形南瓜和冬瓜，嫩煎笋瓜。用多种颜色的蔬菜制作沙拉，使用深绿色的多叶生菜而不是卷心菜做主料。

假日办公室聚会

喝一杯加冰或加冰的苏打水度过这些必须出席的聚会。在聚会的外围找一个爱聊天的人谈谈话，与餐桌保持距离，以防奶酪球和坚果诱使你偏离你的颜色编码膳食。喝饮料时，要好味道的红酒，不要喝烈性酒。喝酒时吃一些蛋白质如虾、鱼和鸡肉来保护你的胃，平衡蛋白质和碳水化合物的营养。乙醇能够抑制身体保持两餐间血糖升高的能力。我曾看到有人空腹喝了两杯就头晕了。如果你来组织聚会时，要制备一些切碎的绿菜和红柿子椒和其他有色蔬菜和水果。

7月4日，阵亡战士纪念日、总统日和劳动节

用豆制热狗代替传统的热狗加芥末和调味品。你会惊奇地发现豆制热狗与牛肉热狗很相似，不会担心里面加了何种东西。在吃烤虾，烤鸡胸肉块和烤鱼肉时，之间加烤蔬菜，如烤洋葱和烤红柿子椒。每块肉、鱼或其他海产品加2～4片蔬菜。

情人节、母亲节、父亲节

不要挤在餐厅里，用你学到的颜色编码知识来计划一次健康的野餐或者家宴。把你的时间放在一些活动上面，而不光是吃上面。用节省的钱去看一场电影或一场戏剧，或者买一本你喜爱的激发思想的书籍。

现在你有了用颜色编码进行旅行和就餐的工具。记住，水果蔬菜在颜色编码膳食中总是处在第一的位置，然后是低脂蛋白质，数量是蔬菜的一半。用混合水果做甜点。禁止食用蛋糕、饼干、馅饼和土豆片。如果你不吃其中的一种，最好不要任何一种。努力重新训练你的味蕾，你将给你的身体提供最好的药品。

起床锻炼

锻炼与你的DNA有关系吗？锻炼有助于消耗热量和建造肌肉，这两个过程都能增加DNA的损伤，但是同时又非常有益于健康。锻炼时吸入更多的氧气和消耗更多的热量，你的DNA暴露在具有潜在损伤作用的氧自由基下的机会更多。但是根据颜色编码吃饭，你可以进行安全的锻炼而不会过分损伤肌肉组织。实际上，通过帮助肌肉细胞从锻炼负担中恢复过来，你就能更有效地建造肌肉。

建造肌肉

举重时，你就在通过建造肌肉细胞来促进健康。制造新的肌肉蛋白质的过程涉及神经信号，当你以适宜方式重复某种锻炼时不断向肌肉纤维发送神经信号。在肌肉活动的伸展阶段（如双臂屈伸的向下伸展），肌肉会疲劳。一般交合的肌肉纤维被轻轻拉开，这时发出与感染或肿瘤时一样的信号，但在这种情况下，信号召集新产生的小肌肉细胞（被叫做“卫星肌细胞”）与损伤的肌纤维结合在一起来扩大自身。肌肉细胞的某些DNA损伤是不可恢复的，但是在你锻炼以后摄取蛋白质可以减少DNA的损伤。摄入含抗氧化剂丰富的膳食也可以减少肌肉细胞的DNA损伤。

如果在锻炼时会损伤DNA，又为什么去费力地建造肌肉呢？锻炼对维持骨骼强度、保持体形和获得维持健康体重的能力是必需的。每磅肌肉每天消耗14卡的热量，如果你增加10磅肌肉，每天将消耗140多卡的热量。换句话说，摄入140多卡的热量，但不增加体重。通过增加体重，你能更有效地消耗能量。因此，利用饮食保持健康体重方面，你会有更多的回旋余地。

健　美

健美是最容易增加热量消耗的方式，而且是简单的。每次上三层或多层楼房时，走楼梯，不要乘电梯。晚饭后散步除消耗热量以外，还能帮助消化和放松心情。其他柔和的活动也是喜欢做的有趣事情，如园艺、高尔夫、打扫院子、用耙子搂落叶、植树等。制定周末开展这些活动的日程表，可以保持肌肉和骨骼活动。

用计步器可以追踪一天的活动并确保达到目标，10 美元可以买一个。计步器通常是电子的或机械式的装置，根据行走时的上下小幅移动来记录你行走的每一步。不管你上楼梯，还是走草地，计步器会记录行走的步数。如果一天活动多，可能会记录到一万步。一旦你达到了目标步数，需要每天努力保持。

除了这些简单的活动外，每天增加 30～45 分钟的踏车或骑自行车锻炼，计步器也会记录步数。使用计步器还有其他的原因。有研究表明，踏车或骑自行车锻炼 30 分钟后，你会感觉很放松。跳动式的遛狗后你会一屁股坐到床上去。结果，全天的总体活动跟开始常规锻炼前一样。要保持心脏健康，除常规的锻炼以外，重要的是散步。

健康“成瘾”

这些锻炼的习惯难在开头，一旦习惯形成则容易保持。我把这暂时称为健康“成瘾”。锻炼以前先做做伸展活动，伸展能避免在柔和的厌氧锻炼时对肌肉的损伤。如果你不知道如何做伸展，买一本有关指导做伸展活动的书，或者请健身教练给你制定一些伸展活动。然后，踏车或骑自行车热身 10 分钟，逐渐加速直到达到你的目标心跳速度。你可以用 220 减去你的年龄来计算你的目标心跳速度，会得出你最大的心跳速度，除以 2 得到你开始的目标心跳速度。一两周后，你可以增加 10%，几周后，再增加 10%。

锻炼过程的每个环节，应该有机会停下来说说话。锻炼 20 分钟达到目标心跳速度后，开始减慢活动。如果你使用自动踏车，或者固定自行车，可以调整程序逐渐减慢下来。许多旅店提供这些设备。在你出差旅行时，带上一双轻便跑鞋，一双短袜，某些运动设备和一件 T 恤衫，这样你就在旅行时配备了运动放松的装备。任何长达两天以上的旅行出差，都像这样做，就是一个好主意。

循环训练来建造和保持肌肉

循环训练是一种举重训炼，训练时从一种锻炼方式转换到另一种，中间很少休息。加快速度和采用较轻的重量可以改善心脏健康和耐力。使用较重的重量可以增加肌肉的力量和大小，加速代谢。从一种锻炼方式转到另一种，之间休息不超过 15～30 秒钟。你可以把任何系列活动改变成循环方式，重复循环 3～4 次可以达到最大的益处。

这听起来好像要快速做很多锻炼活动一样，但你要对每一种活动做到全神贯注，特别是当你把重物放下来的时候。次级动作常常是较弱的肌肉在用力，会对较强和较弱的肌肉均造成损伤(科学术语叫“收缩肌”和“拮抗肌”)。例如，在做双臂屈伸时，在举起时肱二头肌在用力，在放下时肱三头肌在用力。建造肌肉的关键是在做 10 次重复后，继续小心做到 12～15 次，会感到肱二头肌在燃烧，肱三头肌在平衡重量方面起重要作用，如果运动过快，会损伤韧带。

因此在做每一个动作时，要全神贯注，保持平衡。如果感到会失去控制，减少重量水平，直到能做到正确运动。肌肉损伤后的浮肿会损害 DNA，这是需要避免的。老的格言说“没有疼痛，就没有收获”，这是不正确的。关节和韧带的损伤疼痛会迫使你放弃举重，要尽可能地避免。

当运动过度时，休息几天直到你可以继续恢复日常锻炼而不感到疼痛为止。康复时，使用非甾类抗炎药，如布洛芬、甲氧基甲基萘乙酸和阿司匹林等来减轻疼痛和痛苦。对损伤的关节使用冰袋来减少发炎，直到做正常范围的活动时感到舒适为止。

根据设备情况，你可以很有效地采用许多不同的日常锻炼活动。我是假设你在体育馆，或者在旅行时能够到体育馆去做下列锻炼活动：

坐式下拉背肌练习

这种活动是用一根长杆悬挂在头顶的滑轮上，坐在一条长椅上，两手均匀分开握杆，背向后倾斜 10 度，将杆竖直向下拉到胸骨的地方，身体弯向杆部好像要接触到胸部。这种锻炼塑造肩部和上背部肌肉。做三组练习，每组 10～16 次重复，中间只休息 30 秒钟。

肱三头肌下推

肱三头肌可以用体操滑轮杠下推来锻炼。身体 90 度角抓杠，下推时手腕向下。不要让杠超过身体 90 度角。如果没有设备，你可以用哑铃悬在头后，肘部弯曲，直到哑铃移动到背部的两个肩胛骨之间。现在慢慢伸直手臂，举起哑铃。左右手臂分别做这种练习。10～15 次重复一组，做三组练习，每组中间只休息 32 秒钟。

双臂屈伸

这种练习非常适合于每次单臂集中练习。手中握一个哑铃，手腕不要弯曲，慢慢向上移动哑铃直到手臂弯曲到最大，然后慢慢放下哑铃，向下时伸直肌肉纤维，特别重要的是每组练习的最后几次重复要慢慢做。每次做三组练习，每组练习重复 10～15 次，每组中间休息 32 秒钟。

坐式推胸练习

这种练习可以用平卧推举架来完成，两臂分开抓杠保持与肩宽，每次重复时，慢慢将杠杆降低到胸骨，慢慢举起重量，以获得最大的益处。如果没有平卧推举架，可以用平椅和杠铃来完成，旁边要有监视人，或者椅子装在杠铃支架上。每次做三组练习，每组练习重复 10～15 次，每组中间休息 32 秒钟。

肩部推举

除了杠铃与肩部竖直运动以外，其他与胸部推举类似。手臂分开抓杠保持与肩宽，要注意肩部不适。当肩部靠在斜椅上时练习比较安全。如果站着做时，重量不要太重，或向上猛举。每次做三组练习，每组练习重复 10～15 次，每组中间休息 32 秒钟。

提膝

平躺在椅子上，腿伸展，向上提腿，膝盖弯向胸部。可以快速练习，重复的次数逐渐从 20 次增加到 50 次，这对锻炼下腹部的肌肉非常好。

仰卧起坐和腹部练习

仰卧起坐容易做，大多数人都熟悉。躺在地面上，膝盖弯曲，脚平放在地面上。把手放在头后，慢慢地抬起头部，直到尽可能的坐起来。慢慢放下头部再次躺平。注意躺倒要慢，以便获得肌肉塑造的最大益处。开始坐 20 次重复，以后增加到 50 次或更多。

大腿推举或深蹲

这种练习会塑造大腿根部的四头肌。四头肌稳定膝盖，最容易被增大，从而促进代谢。把脚放在大腿推举机中，推离身体。先从舒适的重量开始，每周增加重量，直到你容易推举自身的重量。如果没有大腿推举机，你可以坐深蹲练习。肩部举杠铃，膝盖慢慢弯曲，在用腹部肌肉控制杠铃时，微微前倾，下背部不要向后凸出，以免造成损伤。如果背部疼痛或不适，使用坐式大腿推举机，以便在做这种重要练习时下背部有所支撑。每次做三组练习，每组练习重复10～15次，每组中间休息32秒钟。

小腿抬举

肩部举杠铃，用脚趾尽可能提高身体。也有带肩垫的设备，你可以站在离地面几英寸的平台上，像站在地面上一样坐同样的运动，用设备更容易做。每次做三组练习，每组练习重复10～15次，每组中间休息32秒钟。

安排锻炼前后的食物

消化食物时，你做锻炼会有困难。如果不吃最后一顿饭，锻炼也有困难。仔细安排锻炼前后的饮食是一件重要的事情。

如果吃得太多，你的肠道从肌肉中窃取血流，锻炼将以腹痛结束。饭后30分钟内不要锻炼，锻炼以前不要吃大量的蛋白质食物。

锻炼以前最好吃清淡的饮食，其中含蛋白质、水果、蔬菜和一些全谷物型的碳水化合物。吃哪种颜色编码的水果蔬菜并不重要，因为身体中保护型物质不会来自一顿饭，而是反映了几天或几周的饮食状况。

你在过去的几天中正常吃饭，锻炼前摄入碳水化合物也是没有必要的。你不是去赢得马拉松比赛的金牌，只是提供锻炼时所需的足够能量。

总之，锻炼以前不需要专门的饮食安排，但至少要等30分钟，不应该吃得太饱。

另一方面，锻炼后，吃一份手掌大小的蛋白质食物和少量碳水化合物（1 片水果），饮用足够补充身体液体平衡的水分是非常必要的。

口渴是身体需要水分的灵敏表示。除非在运动中大量出汗，一般喝水能够止渴就好，不需要专门的运动饮料。要检查你需要多少水分，可以在锻炼前后称重，丢失一磅体重，喝两杯水。如果在锻炼后不喜欢吃固体蛋白质食品，蛋白粥或蛋白棒是补充机体营养的最好方式。有些公司出售补充蛋白质的肌肉恢复棒。补充蛋白质会减少锻炼后肌肉蛋白质的分解，从而减少肌肉和关节的疼痛与烧灼感。

每天摄入七份颜色编码的水果蔬菜，就能提供植物营养素来保护锻炼时对肌肉细胞的氧气损害。

除了摄取水果蔬菜以外，还可使用一些抗氧化补充剂，包括维生素 E，研究表明抗氧化补充剂可以减少举重后的肌肉纤维损伤。肌肉细胞发送的信号与感染、肿瘤和心脏病时发出的信号类型一样。当这些信号在细胞间传导时，你的 DNA 易于损伤。水果蔬菜中的保护性物质可以阻止这种损伤。下一章，你将学习在膳食不足时如何使用补充剂和草药来保护 DNA。

补充剂：有利于健康的丸剂和食品

过去的50年来，公认的医学智慧（25年前我在医学院所学到的）告诉人们，可以从四种基本食物组别中获得营养健康所需要的任何物质。现在看起来这是不对的。实际上，引人注目的科学研究和严格的试验表明，我们确实需要一些补充剂来维护健康。大多数美国人不常吃这些补充剂。严重的出生缺陷，如神经管畸形，是因为孕妇缺乏叶酸，新生儿的神经管没有正常弥合所造成的。钙缺乏导致骨质疏松，使骨头变薄。

当检查典型的美国膳食时，吃惊地发现大多数美国人没有摄入足够的叶酸和钙。这不是因为广泛食用的食物如深颜色的叶菜和奶制品不含这些物质，而是美国人对这些食物的摄取不足。在这一点上，消费者走在了医学的前面，至少过去的25年来就在摄取这些补充剂。实际上，维生素和矿物质补充剂是最常见的非处方药丸。据报道40%的美国人在服用这些补充剂。

补充剂不是健康膳食的替代品，但结合典型的良好膳食，可以帮助你达到更好的营养健康状态。实际的研究表明，早上记得吃维生素补充剂的人也知道正确饮食，常常锻炼。因为你不可能每天吃的尽善尽美，特别是在旅行时，维生素和矿物质补充剂能够帮助你始终获得良好健康所需的物质。

你可能读到某些维生素产生了副作用和健康问题的报道。首先，这是不适当的报道。天然的维生素怎么会有毒性？合理剂量就没有毒害。最有毒性的维生素是维生素A，你只有长期摄取推荐量的5倍剂量时才会出现健康问题。

可以这样说，你从补充丸剂中摄取一天所需要的所有物质，然后摄取健康膳食，那么副作用是什么？如果你的膳食重复了补充剂所提供的营养素，你也只是摄取了推荐量的两倍或者比两倍量更低量的维生素和矿物质。你的身体很容易处理这些问题。每一种推荐的维生素和矿物质都有生物学上的合理性和具有比正常剂量大的安全因子。维生素不仅仅是安全的，而且维护了你的良好健康。

当你读到这儿时，开始制定简单的计划并逐渐完善这种计划。如果出国时带太多的药品，总会用完而停止服用重要的丸剂。由于这个原因，下面按照重要性和支持证据强度讨论如何携带维生素、矿物质和植物性膳食补充剂的先后次序。

维生素和矿物质的核心组别

❖ 一个多维元素丸含有 400 微克叶酸，约含有 5000 国际单位的维生素 A，其中一半为β-胡萝卜素，45～60 毫克的维生素 C，约 15～30 个国际单位的维生素 E，20 毫克的锌，3 毫克的铜和一系列接近推荐量（RDA）的 B 族维生素。这是基本的维生素丸，含有推荐量的所有维生素和矿物质。如果服用这种维生素补充剂丸，再从膳食中摄取同等剂量，也没有问题。

❖ 维生素 E，400 个国际单位。多维元素丸含有 RDA 所推荐的 15～30 个国际单位的维生素 E，据称可以避免维生素 E 的缺乏。但要获得维生素 E 提供的抗氧化作用还是不够的。研究表明 200～800 个国际单位的维生素 E 对老年人的免疫功能有最大的好处，具有预防心脏病的抗氧化活性。

❖ 维生素 C，500 毫克。每天 20 毫克就可以预防坏血病。考虑到维生素 C 的抗氧化作用，有些 RDA 的推荐量已经增加到 60 毫克。如果充分摄取水果蔬菜就可以获得足够的维生素 C。身体的全部储存量约为 1500 毫克，每天从尿中流失 45 毫克。如果每天摄取超过 250 毫克，身体分解维生素 C 的能力增大，从尿中排出一种叫做“草酸盐”的化合物。部分人群摄入超过 2000 毫克维生素 C 时就会引起肾结石。但是，每天摄取 500 毫克是安全的。如果按照推荐摄取水果蔬菜，每天会得到约 200 毫克的维生素 C，再增加 500 毫克是安全的。

⁘ 钙，每天 1000 到 1500 毫克。人体衰老时，钙的吸收降低。古代人从植物性食物中每天摄取 1600 毫克钙。人类进化导致只能吸收膳食中的一部分钙质。人们从饮食中摄入碳酸钙的功能一般良好，但随着年龄增长，胃壁分泌酸的能力下降，吸收钙的能力也降低。可以使用柠檬酸钙，因为这种形式的钙不需要胃酸，比碳酸钙的吸收更有效（50%比 30%）。

这是我说的四种基本的维生素补充剂，与所谓的四种基本食物组别相对应。希望将来你所需要的维生素、矿物质和其他保护性物质都能从饮食中获得。上面所列膳食补充剂是营养学重点推荐的。除这几种补充剂以外，你可能还想摄取其他补充剂，我后面会介绍其他补充剂，这是对你们中间那些具有营养意识、想知道比基本东西更多的人准备的。

⁘ 硒，每天摄取硒蛋氨酸 50～200 毫克。美国许多地区的土壤是低硒的。硒在避免 DNA 的氧化损伤方面有重要作用，因为硒是谷胱甘肽过氧化酶的必需成分，它可以将损伤的携氧分子转化为无害的对应分子。美国东南部地区每天补充 200 毫克硒的实验观察到前列腺癌和乳腺癌的发病率降低了。由于实验是设计来检验硒对皮肤癌的作用，正在进行补充研究来验证这些结果。

⁘ 绿茶提取物胶囊，250～500 毫克，含有 100～160 毫克的 EGCG（儿茶素没食子酸酯），一种认为有活性的多酚类物质（很强的抗氧化剂）。绿茶是在茶叶采摘后经过加热或蒸煮而加工的。绿茶含有一种被称为“儿茶酚”的高效能的化合物，是很好的抗氧化剂。如果从茶树采摘的茶叶自然干燥，会损失儿茶酚。在干燥过程中，茶叶天然产生的酶会把叶子变成褐色，这是儿茶酚分解的结果（参看后面的红茶部分）。某些研究儿茶酚保护 DNA 氧化损害的实验表明，绿茶作为抗氧化剂比 β-胡萝卜素抗氧化能力高 2500 倍。

绿茶能阻止肿瘤细胞生成新的血管，血管生成是肿瘤在体内生长和转移的主要方式之一。许多制药公司研发了昂贵药剂来阻止肿瘤血管的生成，叫做“血管生成抑制剂”。如果用于癌症病人，就要服用一生。因此，廉价的天然产品比昂贵的药品更有价值。

红茶是通过茶叶的正常发酵制成，含有与绿茶同样的成分。我的实验室正在研究红茶和绿茶的特性。全世界茶叶消费的80%是红茶，有必要了解是否这两种茶叶都有保健作用。通常推荐的剂量是每天 4 杯红茶或绿茶。可是，绿茶提取物胶囊浓缩了多酚，一个胶囊含有 4～6 杯绿茶的多酚物质，但且减少了咖啡因的含量。任何绿茶或红茶的替代品可以用来预防许多慢性疾病，包括癌症。

α-硫辛酸。加州大学-伯克利分校的研究表明，硫辛酸能减缓实验大鼠的衰老。由于食物中硫辛酸含量微小，摄入硫辛酸补充剂是有意义的。健康人每天摄取 20～50 毫克，糖尿病人每天摄取 300～600 毫克。

辅酶 Q（辅酶 Q_{10}），每天 30 毫克。因为是身体制造的，辅酶 Q 不是维生素。它对肌肉细胞，包括心脏肌肉，有特殊作用。它集中在血液里携带 LDL 胆固醇的微粒中，保护胆固醇不被氧化。这种作用在预防血管壁发炎方面有作用，血管壁发炎会促进动脉硬化症的产生。

碧萝芷，每天 100 毫克。这是法国松树皮的提取物。主要成分是酚类混合物，包括与绿茶儿茶酚类似的儿茶酚和浓缩黄酮（包括花青素和原花青素）。碧萝芷除了是一个强效的抗氧化剂外，还具有抗炎、减少血液凝固的作用。

膳食中引入颜色编码的水果蔬菜，结合几种必需的维生素和矿物质补充，一起提供了保护 DNA 所需要的物质。另外的植物性膳食补充剂仅仅可看作是微调整。首先吃好饭，然后服用关键的补充剂，最后，选择喜欢服用的其他补充剂和草药。

注意，如果你掌握了这些知识，我就让你来做选择。选择这些补充剂是你的权利，这种权利受到美国国会 1994 年通过的“膳食补充健康教育”法案的保护。

上面所列的补充剂是用来维持健康的，下面所列的植物性补充剂可以帮助你从常见小病中恢复过来。我愿意带你浏览一遍目前市场最流行的草药。我可以写很多，这只是植物王国里的草药简介。通过阅读，你将了解这些草药给你带来的健康益处。

松果菊

流行抗生素以前，美国药店还出售治疗感冒的松果菊。这一直到 1950 年代，松果菊属包括紫金花菊，长在中西部玉米地边，其中的几个品种可以人工培育来制作植物性补充剂出售。中西部的美国当地人用松果菊，特别是根部，来减轻牙痛、咳嗽和喉咙痛。令人吃惊的是，从这种植物中发现了许多化合物，但不知道具体活性成分是什么。通常的剂量是每天服用 225 毫克的 6 比 1 松果菊根提取物。由于不知道活性成分，没有特别的标准推荐含量。

放在试管中的松果菊提取物激发了白细胞的功能，可是人体的试验结果很不稳定。装松果菊瓶子标签告诫不要连续使用超过六周，但是没有证据显示松果菊会在人体内失效。

虽然如此，松果菊是安全的。但是它的西药替代品，如强效抗生素不仅被误用，而且具有危险性。抗生素是用于治疗细菌感染的，效果显著。感冒是由病毒引起，抗生素治疗无效，但它却刺激了抗药菌株的生成。如果有人再次生病，就需要一个新的、更昂贵的抗生素来克服细菌对抗生素的抵抗，而这个人首次感冒是不需要使用抗生素的。

中国红曲米

1920 年，美国农业部把红曲列为农产品。几百年来，它一直是中国膳食的一个标准组成部分。它含有叫做“莫娜科林斯”的物质，与过去 20 年来广泛出售的降血脂药美维诺林（洛伐他汀）类似。每天花费几便士的红曲酵母就可以降低30%的心脏病死亡。红曲酵母不仅比降血脂药便宜，而且安全。大鼠和兔子使用人体剂量的500倍时也没有观察到毒性反应。使用降脂药，会产生肌肉疼痛和肝功能改变。需要更多的科学研究来证明这种植物性膳食补充剂的优越性。我估计将来它会成为治疗心脏病的支柱产品。作为调味品，它可以加到食品中，而不是作为丸剂服用。通常的剂量是每粒胶囊含有2.4克米酵母混合粉，其中酵母的重量占胶囊重量的0.4%，这时莫娜科林的含量与洛伐他汀的使用剂量一样，都是6毫克，而洛伐他汀的开始使用剂量是20毫克。

小白菊

小白菊是菊科植物，属于多年生灌木，可以在花园里找到。据说它原产于巴尔干半岛山区，在欧洲已经栽种了几个世纪。小白菊作为草药使用至少可以追溯到2000年前。实验室的研究表明，它抑制组胺物质的释放，组胺影响血管，增加偏头痛的程度。如果在给予试验刺激以前就使用这种药草，会增强草药的效果。这种观察结果用在了偏头痛的预防方面。小白菊内酯是它的活性成分。标准化制备可以提供一定含量的活性成分。推荐日服剂量是125毫克的叶子，提供0.2%的小白菊内酯，可以预防偏头痛。

传统药物减轻疼痛，但不解除病因。偏头痛的产生分为两个阶段：首先，头皮和颈部压力引起肌肉紧张，压迫血管；第二阶段，压迫一段时间后，血管变软颤动，每次颤动会拉伸血管，引起特征性的抽动性偏头痛。我曾经看到病人被偏头痛折磨的有气无力。许多其他治疗药物导致不必要的大剂量成瘾。合理使用这种草药可以改善许多偏头痛患者的生活质量。

锯状矮棕榈

前列腺增大、尿流减少是男性变老时必然出现的症状。我知道有一位泌尿科医师的论文描述过男性年龄每增长十年尿流降低的曲线。当我去看电影或戏剧时，总会看到在小便池排长队的男士。我总是努力站在年轻男士的后面，我知道年纪大的男人会延长排尿过程。广泛使用锯状矮棕榈来增加尿流的速度，非常有效。我也收到男士报告改善尿流速度时，性功能也改善了。这是否是前列腺的良性变化，如减少了神经周围的膨胀，还只是安慰剂效果，目前还不知道。西药通过影响前列腺神经信号化合物来阻止尿道收缩。这些药物和热水浴有改善作用。前列腺增大的男士不要服用含有假麻黄碱和抗组胺药的冷制剂，这会引起更多的排尿问题，会收缩前列腺的尿流通道。

锯状矮棕榈的使用历史很长。玛雅人首先使用这种在佛罗里达、南卡罗莱纳、西印度群岛和中美洲土产的常青棕榈来医治疾病，可以用做治疗创伤的膏药，治疗腹痛和痢疾。美洲印第安人用浆果做食品和治疗男人尿道问题。目前还不知道其中的活性成分，大多数制造商对锯状矮棕榈制剂的脂肪酸和固醇的含量做到了标准化。

推荐剂量是每天服用两次 10 比 1 标准浆果提取物 160 毫克，提取物中含有 85％～90％的脂肪酸和固醇。

人　参

人参被广泛用来增加能量和活力，但没有特别的治疗作用。它被称为“适应剂”，可以帮助身体适应压力环境。中国人参与高丽人参不同。中国人参原产于中国东北的森林，现在且栽种在威斯康星的红土壤里，是一种贵重的农作物。

中国使用人参的历史超过了 5000 年。现存最古老的中国传统医学文件就有记载。写于公元 196 年“神农本草”报道，人参对五脏有滋补作用：安神定惊，驱除邪气，开心窍，明目益智。这样的表述对我们现代人也是适用的。至少 13 种不同的人参甙是它的活性成分。通常的剂量是一天两次服用 5 比 1 的人参根标准提取物 100 毫克，其中含有 5%多的人参甙。

西伯利亚人参是另一种植物，也可以用作“适应剂”，活性成分是称作“刺五加甙”的化学混合物，与中国人参是同属植物，原产于前苏联、中国部分省份和朝鲜。中医用来治疗关节炎、支气管炎、肺病、高血压和高胆固醇，但与中国人参不同，通常的剂量是一天两次服用 10 比 1 的根标准提取物 150 毫克，其中含有 0.8%的刺五加甙。

大　蒜

大蒜是百合属，用作食物、调味品和草药。许多大蒜起源于中亚的野生大蒜，栽培的历史超过 5000 年。公元 3200 年前，在埃及法老墓中发现大蒜和蒜瓣。约在公元 2600 年前，印度就描述了大蒜的医疗功能。硫化物形成了大蒜的味道，有“臭鼻子”的绰号，表明了它的医疗作用。

实验研究表明，硫化物抑制乳腺和前列腺肿瘤细胞的生长。某些研究证明大蒜能够降低血压、增加全身毛细血管血流，但对胆固醇的作用还难以证明。通常的剂量是一天一瓣大蒜，或者两克鲜大蒜。包衣大蒜片剂能阻碍胃酸对活性成分的分解，使其到达小肠。大蒜是如何被吸收和分解的，还需要进一步研究。但是大蒜的推荐剂量是 650 毫克的大蒜粉，含有标准数量的蒜素。蒜素被喻为蒜黄金，具有很强的免疫增强作用，用作不同大蒜制品的参照标准。

白　果

银杏树是植物世界中有 1 亿五千万年的恐龙，是地球上存活的最古老的物种。银杏树在冰河时代差点灭绝，中国部分地区存在野生银杏树。由于采伐森林，它们差点再次灭绝。据传说，中国和尚认为银杏树是神物而得以保护。这个古老的树种分雌性树和雄性树，雌树结一种叫做“白果”的果实（虽然它不是坚果）。腐烂的果实释放出臭味，因此雌树栽种很少。由于能抗虫和抗污染，雄树常常生长在城市的道路旁边。叶子像掌叶铁线蕨，有两个圆裂片，容易辨别，因此得名“二裂片”。

叶子提取物含有银杏黄酮葡萄糖苷和萜内酯，被认为是银杏的活性物质。有证据表明，银杏可以增加大脑血流，能够改善阿尔茨海默病和其他痴呆病早期的记忆功能，可以抑制血小板激活因子。使用血液稀释剂的人群不要使用它。还要开展许多研究工作来精确描述银杏的作用机理。

许多生育高峰期出生的人服用这种草药来增强找到车钥匙的能力。我常常发现这些人大脑中装的任务太多并有些微的记忆缺失。银杏对改善这种记忆缺失不起作用。通常的剂量是一天服用120～240 毫克，含有 22％～27％的银杏黄酮葡萄糖苷和 5％～7％的萜内酯。

卡瓦胡椒

玻利尼西亚人安全使用卡瓦胡椒已经有几个世纪的历史了。它的正式拉丁名称为“卡瓦胡椒”，意思是“醉人胡椒”。库克船长 1772 年进行南太平洋诸岛第二次探险时发现了卡瓦胡椒。在欧洲，卡瓦药草根用来治疗适度焦虑、神经紧张、肌肉紧张和轻度失眠。在禁酒的犹他州，高速公路巡逻会抓到参加卡瓦根聚会后受药效影响的年轻驾车者。卡瓦胡椒的活性成分是胡椒内酯，用作制剂的标准参照。卡瓦胡椒一般在斐济用作社交饮料，许多西方人常常在焦虑、紧张和有压力时服用卡瓦胡椒来放松和减少压力。

一定程度上，卡瓦胡椒可以代替强效和昂贵的抗焦虑和促进睡眠的药物，是自我调整的一种有效选择。消除焦虑和肌肉紧张的通常剂量是一天 1～3 次服用 70 毫克卡瓦内酯，它是 11 比 1 的卡瓦胡椒根标准提取物。治疗失眠时，上床前服用 210～500 毫克卡瓦内酯。

缬　草

缬草的名字来自拉丁字根，意思是“健康”，据说有镇静作用，主要用作帮助睡眠。希腊和罗马人曾描述过这种植物，他们认为缬草可能来自北欧。缬草有刺鼻的不好味道，像运动员的臭袜子味道。这种味道来自一种叫做“异戊酸”的化合物，在新鲜提取的药草混合物分解时形成这种化合物，新鲜药草没有这种味道。可是猫等小动物非常喜欢这种植物的味道。传说穿花衣的吹笛手用缬草引诱老鼠跟他出城。第一次世界大战和第二次世界大战时期，缬草用来治疗炮弹休克。美国和英国的药典将缬草列为镇静剂。缬草的活性成分是戊酸，通常的剂量是服用350～500毫克缬草标准提取物，含有0.8%的戊酸，睡觉前40分钟到1小时服用。

贯叶连翘

贯叶连翘有名气，因为它自古就有驱除邪气的能力。近代，研究表明它可以防治普通抑郁。抑郁在现代社会普遍发生，1700多位草药医生使用贯叶连翘治疗抑郁。但是贯叶连翘也用作创伤愈合剂、利尿剂、解除神经压迫剂，如治疗坐骨神经痛的历史可以追溯到古希腊的伽林和希波克拉底时代。世界上的贯叶连翘植物有四百多种，美国加州北部和奥尔良南部的数量非常丰富，因此它有一个普通的美国名字：克拉马斯野草。

对这种植物的作用机理有争论。一些书上把它叫做复合胺再吸收抑制剂，类似于左洛复和百优解，有些书称它为单胺氧化酶抑制剂，类似于盐酸阿米替林。我的研究组正在研究它的作用机理。贯叶连翘的活性成分曾被认为是金丝桃蒽酮，但是现在有证据表明则是另外一组化合物——贯叶金丝桃素。这种五瓣小黄花可能是治疗现代人常常罹患的精神问题的关键物质。通常服用这种植物的开花部分和叶子的 5∶1 的标准提取物 300～900 毫克，含有 0.3%金丝桃蒽酮，或者 3%～5%贯叶金丝桃素。最短的治疗期是 4～6 周。这种草药在欧洲普遍出售，是自然对人类恩赐。人类需要不断了解植物王国，从某种意义上来说，这是颜色编码的初始工作。许多植物性食物有药疗作用，增加了膳食中植物性食物的种类和用作补充剂，我们不但得到了最佳的营养，而且药草中的神秘化合物可能帮助我们消除日常生活中的痛苦和疼痛。

自我治疗和替代医学在兴起。未来的 10 年，将帮助现代医学避免隐约看见的医疗费用大灾难。今天，德国已经建立了成熟的草药医学体系，一本叫做《德国委员会专论 E》的书籍专门描述制备一系列草药的方法。美国许多畅销的草药采用这种方法生产。在美国从未用过草药的消费者可能也想获得草药的益处，但是他们非常怀疑产品标签上的草药品种和用量的安全性。

下一章，你将了解更多关于很少食用过的水果蔬菜、调味品和坚果的知识，或者在颜色编码膳食中用量很少，但是他们能够丰富膳食的味道和种类。首先，你应该主要食用颜色编码系统描述的七种水果蔬菜，但是随着计划的进行，你可能想进一步丰富食物的颜色来增加一些新的有趣的味道。

探索植物性食物的王国

地球上有15万种可食用的植物种类。在颜色编码系统中只列有60种左右。对每天一般只吃几份植物性食物的美国人来说，这已经是一个很大的改进，但要达到原始狩猎族食用800多种食物的水平还有很长的路要走。植物性食物包括水果、蔬菜，还有调味品、坚果、种子。摄取原始狩猎采集者野外食用的水果蔬菜的数量，也是不现实的，但你所摄取的食物必须是促进健康的化合物的丰富来源。

颜色编码从增加膳食中的营养素和植物化合物的种类开始，但还有更多的植物营养素存在于调料、坚果、种子和不常见的水果中。亚洲市场水果蔬菜的种类比美国多。传统上，亚洲国家，如中国和日本，食用美国人很少吃的柿子、星星果和其他水果。他们也吃很多不同的深绿色的蔬菜，包括白菜和许多只有我们不知道名字而只有亚洲菜名的蔬菜。

你在本章中会了解到更健康、味道更多样的水果、蔬菜、坚果、种子，来丰富颜色编码系统。

扩展乏味的膳食

虽然估计值有变化，但平均来说只有20%的美国人一天食用五份水果蔬菜。这听起来不太好，实际情况比所听到的甚至更糟。一份的数量并不大，它的权威定义扩展了我在一般指导中所给出的定义。

- 1个中等大小的水果片
- 1杯生叶菜
- 3/4杯（6盎司液体）100%水果蔬菜汁

- 1 杯半蒸煮或罐装蔬菜（包括豌豆和大豆）或水果
- 1/4 杯干水果

市场调查表明，大多数美国人总是购买同样的水果蔬菜。挑选的前五种水果蔬菜是：

- 头状莴苣（卷心莴苣）
- 西红柿（包括西红柿酱）
- 土豆（主要是炸土豆片）
- 香蕉
- 橙子（主要是橙汁）

这其中的一些是有益于健康的，其他则是给膳食提供味道的。种类的缺乏是明显的。种类和丰富多样是良好的营养所必需的。使用颜色编码，你已经知道如何用至少 7 种颜色的蔬菜和水果来扩展膳食的选择。本章你会学习选择你从前没有吃过的水果蔬菜来进一步丰富你的膳食选择。你也将了解在膳食中如何使用调料和坚果。

试用某些新型的水果和蔬菜

许多水果蔬菜生长在温带气候，可能需要去专门的商店采购。加州栽种 250 种水果和蔬菜，50％用于出口。下面提到其他州和国家也栽种这些水果和蔬菜。由于赤道南北的季节相反，所以全年可以得到这些蔬菜和水果。你应该能在居住的当地专门市场采购到这些水果和蔬菜。如果你居住地区有亚洲或者西班牙市场，去逛逛农产品部，你会碰到许多不常见的水果和蔬菜。不管你住在哪里，采购冷冻的水果、蔬菜和不加糖的水果罐头也是获得这些食物的另外选择。

鳄梨

鳄梨是超级碗决赛食用的鳄梨调味酱的主要成分，美国人很熟悉。但它作为水果还有一些特殊的性质。绿色表明它比其他水果含有更多的叶黄素，另外含有谷胱甘肽和植物固醇，抑制胆固醇的吸收。与橄榄油类似，它也含有单不饱和脂肪，增强其他水果蔬菜的味道。鳄梨也可用作蛋黄酱和黄油等涂抹酱的替代品。块状鳄梨用在沙拉中代替沙拉酱。古代中南美洲人把鳄梨称为“睾丸果”，有壮阳的说法。可是，没有证据表明这种味道很好的水果有促进人类性欲的作用。

鳄梨是加州、佛罗里达、新西兰、南美洲的主要农作物。加州种植鳄梨的地方非常广泛，年产量很大，哈斯鳄梨是最出名的品种之一。以色列和西班牙也有商品鳄梨种植。不同品种的鳄梨，脂肪和水分的含量不同，味道也不同。脂肪含量越高，味道和质地越好。虽然鳄梨已经列为黄色/绿色组水果，但它也是一种不寻常的水果。

无花果给古代人带来甜味

设想一下 15 世纪以前没有精制糖和 17 世纪以前没有糖果的时代。甜水果对储存能量是非常有价值的。由于用无花果的叶子遮盖了伊甸园里亚当和夏娃的私处，无花果本身在历史上受到高度的重视。

事实上，由于含有碳水化合物和钾，它在最初希腊举办的奥林匹克运动会上用作运动饮料。作为荣誉的象征，早期的希腊运动员把无花果用作训练食品，并作为第一个奥林匹克奖牌优胜者的桂冠。希腊医生声称无花果具有恢复元气的巨大作用，我不想这样说，但是作为味道增强剂和天然的甜味品，膳食中添加无花果实是有价值的。

干制的无花果可以制成好吃的小吃食品、糖果和可口的食物配料。据说无花果是克利奥帕特拉最喜爱的水果，是无花果篮中的一条蛇最后要了她的命。浓厚的甜果肉，加上嘎吱作响的无花果籽，适合做烤制食品，与畜肉、鱼、鸡肉、蔬菜和其他水果相配。无花果可以用作多种制品的甜味剂，是增加调味的天然产品。根据颜色编码，无花果属于红色/紫色组水果，因为它有红色的果肉。

番石榴

常见的番石榴是黄色的外皮，白色、黄色或粉红色的果肉，梨圆形，直径约为3英寸。果肉含有许多小硬籽，有淡麝香的味道。番石榴可以生吃，也可以制成果酱、果冻和蜜饯。新鲜番石榴含有丰富的植物营养素，属于橙色/黄色组水果。

从中国引入加州和新西兰的猕猴桃

猕猴桃起源于中国的长江河谷地，被叫做“杨桃”。它是蒙古大可汗的贡果，可汗喜欢猕猴桃清新的味道和翠绿的颜色。在1800年中期到1900年代，猕猴桃被移植到其他国家。英国皇家园艺学会的收藏家在1847年送回了猕猴桃的样本，1900年送来了猕猴桃的种子。1904年，猕猴桃首次出口到美国，1906年猕猴桃种子被带到了新西兰。今天，可以在世界各地见到猕猴桃。新西兰、美国、意大利、日本、法国、希腊、西班牙、澳大利亚和智利都种植猕猴桃。

由于加州的猕猴桃在深秋采摘，美国和加拿大的消费者在冬季也能吃到鲜猕猴桃，这个时节是难以吃到土生土长的鲜水果的。加工和储藏方法得当，加州猕猴桃可以保存8个月，从十月份一直延续到来年的五月份。新西兰的季节刚好相反。两种收获季节配合，消费者全年可以吃到新鲜猕猴桃。猕猴桃属于绿色/黄色组水果，类似于草莓、香蕉和木瓜混合的味道。

金橘

金橘原产于东亚，目前全亚热带地区都有栽培，如南加州和佛罗里达。金橘长在8～12英尺高的树上。金橘为鲜橘黄色形状为圆形或椭圆形，直径2.5厘米（1英寸），微酸，果肉多汁，果皮发甜可食。金橘可以鲜吃，也可以做成蜜饯，或者制成果酱和果冻。金橘在中国常常被制成糖果。美国部分地方和其他国家用金橘树枝做圣诞装饰。

椭圆形金橘是最常见的品种，原产于中国南方，结黄色的果实，果实直径为1英寸。圆形的金橘原产于日本，结橙子状的果实，直径约为1英寸。椭圆形金橘的果肉和果皮发甜，是在中国广泛栽培的杂交品种。美国栽培用柠檬、柑橘与其它柑橘属水果杂交的品种。金橘属于橙色/黄色组水果。

荔枝

荔枝产于中国南方的广东和福建省。我在中国餐厅发现它被用来做甜点，荔枝与橙子和橘子果片混合。荔枝像一个白色大珍珠，味道很棒。果实中有大褐色的籽，不能吃。在东南亚、夏威夷、佛罗里达和加州都有种植。果实包有似皮革的外皮，颜色为像草莓样的红色，质地粗糙。属于红色/紫色组水果。

芒果

芒果原产于东南亚，有4百多年的历史。芒果树已经分布到了世界其他亚热带和热带地区。芒果树有6英尺高。在印度有宗教的含意，象征爱情。结婚时，芒果叶挂在印度教家庭的前门外面，表示祝福夫妇生育很多的孩子。美国销售的芒果是从墨西哥、海地、加勒比海地区和南美洲进口的。世界上有一千多种芒果。芒果含有消化酶，性质类似于木瓜蛋白酶，与芒果的天然纤维一起可以帮助消化。一份3.5盎司的芒果含有近4000国际单位的β-胡萝卜素，在颜色编码中正好属于橙色组。

木瓜

虽然起源不清楚，木瓜指原产于墨西哥和中美洲的番木瓜属的两种或以上品种的融合。目前在热带地区和亚热带地区最温暖的地方都有种植。木瓜果实微甜，带有愉快的麝香味道。某些品种和某些气候带种植的木瓜品种的味道比其他品种更好。木瓜是许多国家流行的早餐水果，也用在沙拉、馅饼、冰冻果子露、果汁和糖果里。没有成熟的木瓜可以像南瓜一样煮食，乳液中含有木瓜蛋白酶，很像动物消化用的胃蛋白酶，乳液可以用来制备治疗消化不良的药物和嫩肉剂。木瓜的多汁果肉为深黄色或像染成橙色的三文鱼。木瓜中间的大空腔壁上粘有许多豌豆大小的圆形有皱纹的黑籽。由于木瓜的植物营养素和颜色的特点，它属于橙色组。

西番莲果

紫色的西番莲果原产于巴西南部、巴拉圭和阿根廷北部地区。黄色的西番莲果的原产地不清楚，也许原产于巴西的亚马逊河流域，或者是一种杂交品种。紫色的西番莲果曾在澳大利亚生长繁茂，1900以前种植在昆士兰州的海岸地区。紫色西番莲的种子1880年从澳大利亚首先引种到夏威夷，家庭花园里常常看到西番莲的藤蔓。近圆形或椭圆形的果实有1.5～3英寸宽，外皮坚硬光滑，带淡白色小斑点的深紫色、淡黄色或南瓜色。果腔中或多或少填充有双层壁的膜囊，膜囊含芳香性物质，有橙色果肉汁和250个左右的小而硬的黑棕色或褐色的籽。它独特的麝香味道，像番石榴，带有酸甜或酸味道，很吸引人。黄西番莲比紫西番莲大，味道更浓，汁液占的比例高（35%～38%）。也有许多紫西番莲和黄西番莲培育的杂交品种，颜色和品质特点居于两者中间。紫西番莲属于红色/紫色组，黄西番莲属于黄色/橙色组。

柿子

东方的柿子，是日本和中国广泛栽培的重要水果。19世纪引入法国和其他地中海国家，小范围栽培。引入美国的时间晚一点，目前在加州有小规模的商品种植，在墨西哥湾沿岸各州庭园中也有栽种。加州销售的品种有两种，扁圆形易碎的“FUYU”品种和橡果形的“HACHIYA”。柿子有几百个品种，在日本的地位像苹果一样重要。加州大学洛杉矶分校曾栽种有各种各样的柿子树，1960年被砍伐掉来修建我现在工作的医学中心。1920年代，加州的柿子种植园主出售许多稀有品种的柿子。

柿子直径有5～8厘米（2～3英寸），黄色或红色，外观有点像西红柿。东海岸销售的主要是Hachiya柿子，变成软熟以前吃起来有苦味。Fuyu品种的柿子更甜，可以作为甜点。由于亚洲人在1970和1980年代移居到加州，Fuyu的栽种一直在增长。从墨西哥湾沿岸各州的北部一直到宾夕法尼亚州和伊利诺斯州的中部都有土生的美国柿子种植，直径有2英寸，更为扁圆，颜色有深红和紫红色。多数柿子含有几颗大而扁平的籽，美国土生的柿子变软时味道比东方的柿子更好。也有大量的野生柿子，已经培育命名了几个比较出色的柿子品种，开始商品栽培。

柿子可以作为甜点水果直接生吃，常常加入糖和利口酒，可以炖或煮柿子酱。由于柿子含有胡萝卜素，因而属于橙色组。柿子也是维生素C的良好来源。

石榴：古老的水果

石榴原产于伊朗和印度北部的喜马拉雅地区，现在已经驯化栽培到整个地中海地区。由于皮厚，不能广泛进行杂交，因此从圣经产生的时代以来，品种也没有发生变化。石榴在印度和东南亚干旱地区、马来西亚、东印度和热带非洲都有广泛栽培。1769年西班牙移民把石榴引进到加州。现在，美国加州和亚利桑那州的干旱地区种植石榴。

将石榴竖直深划几道掰开，可以挖出带汁果粒串立即食用。果粒也可撒在菜肴上面做诱人的装饰。

石榴主要是食用汁液，可以用不同的方式榨汁。可以把果粒放在篮子里压汁，也可以把分开的半个石榴放到橙子压汁器里来榨汁。另外一种方法是，石榴加温，在手中揉捏，软化内部，在果把处打孔，让汁液流出来。石榴汁有几种食用方式：做鲜果汁、制作果冻、果汁冰糕，做冷菜或热菜的调料，增强蛋糕、烤苹果的味道。石榴果汁可以作为糖浆出售，可以制酒。石榴在颜色编码系统中属于红色/紫色组。

星星果

葡萄牙商人从印度把这种形状独特的水果引进到非洲和南美洲。把这种黄色的水果横截面切开时，形状像一个五角星。这种水果也被叫做杨桃，杨桃是葡萄牙词语，意义是“开胃食品”。马来西亚广泛种植星星果，一年生产 48000 吨，其他地方生产 11000 吨。星星果首先在美国部分地区食品店的特别农产品部出售。星星果属于黄色/橙色组。

豆瓣菜

豆瓣菜是芥末属的药草。豆瓣菜三明治中因含有豆瓣菜而非常出名，主妇在午茶后食用。豆瓣菜起源于中东地区。古希腊和波斯军队的将军命令战士们吃豆瓣菜来维持健康。17 世纪时，豆瓣菜汤在英格兰就很出名。尼可拉斯·卡尔佩铂在“神奇的草药”写到，春天饮用豆瓣菜汤可以清理血液，减轻头痛。豆瓣菜用来装饰沙拉。豆瓣菜要放入冰箱保存，茎部放在水中，叶子用塑料袋松散包住。大多数西方人生吃豆瓣菜。在东方，豆瓣菜水烫后，挤干水分，任意切短，上面浇上芝麻油调味品。中国人常用少许盐、糖和酒煎炒豆瓣菜，或者用来做汤。豆瓣菜含有异硫氰酸酯，这是绿色组蔬菜含有的主要植物性化合物，在颜色编码中属于绿色组。

你还没有了解到全部

还有很多与众不同的水果蔬菜，本章只是一个入门介绍。我可以写一本书来介绍你从未食用过的植物性食物。除了上面讨论的种类以外，还有一些栽培品种，这是兼容性植物杂交繁育的。你可以看出变异是无穷的，产生的品种是非常多的。那么多少种类才足够呢？我们对人类染色体了解得越多，就会知道多少种类是合适的，但是颜色编码确实是在朝正确方向上迈出了一步。

你能种植和采集的药草和调料

像豆瓣菜给膳食提供重要的化合物一样，还有许多其他家庭药草，像龙嵩、牛至、细香葱、莳萝、百里香、欧芹、迷迭香、鼠尾草，都给膳食带来了独特的变化，不仅在味道方面，同时也给膳食提供了有益健康的化合物。药草可以代替盐来增强膳食的风味。低脂烹调方法常常需要更多的调味品来保持食物的风味，药草可以满足这种需要，而不增加能量。你可以购买干制的各种药草，或者自己种植和采集新鲜的药草。

种植自己的药草

药草一般在阳光充足的肥沃土壤中生长良好。大多数药草不耐寒，可以在美国许多地方的室内种植。在户外花园，应在春天种植，要经常除草。在室内，种植的容器要大，容许长根和适当灌溉。把它们放在向阳的地方，如厨房的窗台上，经常浇水。

大多数药草（特别是细香葱、薄荷和龙蒿）可以被分开或剪断来培育新植物。收割药草时，用剪刀剪掉植物顶部和中部的叶子和茎干，剪下来的部分用凉水冲洗，用纸巾拍干。

罗勒

在古意大利和古代法国，罗勒被看作是神草。不容许妇女采集，只能由男性教长用一种特殊仪式来采集罗勒。罗勒有两英尺高。要让罗勒长茂密，花芽长出时要摘掉。鲜罗勒最适合做调料，干燥后，就失去了大部分味道。在西红柿酱、香蒜酱和鱼肴中使用罗勒。罗勒增加了生或熟菜的味道。

细香葱

从古希腊以来，一直用鲜细香葱。淡洋葱的味道增加了汤、沙司和沙拉的味道。由于跟洋葱和大蒜类似，细香葱在颜色编码中属于白色/绿色组。

莳萝

罗马人相信莳萝加到食物中会增加力量。古罗马格斗者在准备血腥格斗比赛时食用加莳萝的食物来强壮体质。莳萝生长迅速，生长期不长。如果要种莳萝，整个春季和夏季每隔 2～3 周种植一次莳萝。莳萝常用在腌菜里，也可以用在沙司和沙拉中。非常适合用于鱼和蔬菜。

薄荷

薄荷有 20 个品种，其中的几种是野生的。大多数美国人嚼口香糖和硬糖果时已经非常熟悉了薄荷的味道，如胡椒薄荷糖，绿薄荷糖，鹿蹄草糖。香柠檬也是一种薄荷，带有格雷伯爵茶的味道。胡椒薄荷松弛食道和胃之间的括约肌，释放出饱饭后的气体，帮助消化。这就是许多餐厅饭后提供薄荷和许多抗酸剂含有薄荷的原因。这是一种耐寒的多年生植物，如果不经常除草，薄荷会长满整个花园。可以栽种于专门容器中，薄荷可以用做饮料、汤、沙司、沙拉、甜点，特别是果汁冰糕的装饰品和调味物质。

牛至

牛至起源于地中海中部。第二次世界大战后开始在美国流行，驻扎在意大利的美国士兵把牛至带到美国，来增加面条酱和意大利食品的味道。牛至的茎、叶、花可以分开采摘后干燥待用。牛至是意大利、希腊和墨西哥菜肴的传统调味品，也可以增加各种蔬菜沙拉的味道。

欧芹

欧芹是一大家族药草植物的通用名字，其中许多是重要的食物和调料。伞状花科约有 3000 个品种，欧芹是其中的一类，这一科植物都有独特的五瓣花。果实从两叶子房中长出，位于叶子的下面，样子各异。欧芹属的植物有胡萝卜、欧洲防风草、芹菜、莳萝、茴香、香菜、茴芹和胡荽。某些种类，如毒芹，是有毒性的。许多种类也用做草药。欧芹属植物生长缓慢，在长成以前要仔细去除杂草。

欧芹可以长到 12～16 英尺高，在室内和室外都生长良好。欧芹有两个品种，曲叶和扁平叶品种。扁平叶品种的味道更浓厚。欧芹可以用作汤和沙拉的装饰品和调料，是维生素 C 的良好来源，可以压制大蒜的味道。欧芹油以胶囊出售，驱除饭后难闻的气味。可以增加许多乏味食品的味道。撒在蔬菜上，或者加到蔬菜里增加菜肴的颜色装饰。

迷迭香

迷迭香是中世纪最受欢迎的植物，不仅是因为它的医疗价值，而且也是表达爱情的象征。迷迭香是常青灌木，不耐寒。户外种植时，推荐每周喷雾树叶两次。迷迭香因含有植物化合物-鼠尾草酸而带有特别的味道。实验室研究表明，鼠尾草酸与从西红柿里提取的番茄红素配合使用，可以杀死癌细胞。迷迭香味道很重，烤鸡肉时要少量使用。迷迭香干燥后保存在密封罐中。

鼠尾草

传统要求鼠尾草在仲夏的黎明时刻收获，此时第一缕阳光照射在最高的山头上。这其实没有什么科学的道理。鼠尾草应在充分生长到直径 36 英寸时收获。保存良好可以放置 5 年以上。干鼠尾草比鲜鼠尾草好，西红柿汤和鸡肉适合放鼠尾草。

法国龙蒿

龙蒿原产于北亚，而不是名字所指的法国。最好种在容器里，要不然会长满整个花园。鲜龙蒿比干龙蒿好，可以在副食品商店买到。龙蒿唯一可食的部分是叶子，在鸡肉、蘑菇、汤和沙司中使用龙蒿。

百里香

百里香有很浓的香味。中世纪时种在法国、西班牙、意大利的修道院的花园里，用来治疗咳嗽，帮助消化。百里香活性成分最强的溶液——麝香草酚溶液，可以用作止咳滴剂和感冒搽剂。百里香钻入土壤蔓延，要少量浇水。像其他药草一样，有干制的产品，用于增加汤和沙司的味道。

胡椒、辣椒和辣椒油

秘鲁在史前就有胡椒。1493 年，哥伦布到达美洲大陆并将胡椒种子带回西班牙以前，中南美洲就广泛种植胡椒。辣椒属包括各种肉果型的一年生草本辣椒——红色、绿色和黄色的辣椒，富含维生素 A 和维生素 C，用做调味品和蔬菜。作为开胃品，辣椒采摘后磨成细粉，用做调料。辣椒素有辛辣的气味和烧灼的味道，存在于辣椒籽里．1876 年才被分离出来。辣椒素刺激胃液分泌，如果使用过量，会引起发炎。辛辣的品种成熟时为红色，塔巴斯科辣椒，磨细后与醋混合，制作辣调味品。长辣椒和牛角辣椒常被称为辣椒，牛角辣椒据说原产于法属圭亚那地区，是调料的一种，世界许多地方都有种植。

微辣的柿子椒或甜椒体型较大，颜色各异，但是一般呈铃形，有皱褶，果实膨大，用于沙拉和烹调菜肴。由于没有制造辣椒素的基因，柿子椒一般不辣。在移栽 60～80 天后，出现红色或黄色以前，颜色鲜绿时就已经采摘了。但是，黄色和红色的品种售价较高。红色柿子椒是维生素C的良好来源。

辣椒一词来自西班牙的“胡椒”，指某些微辣的品种，具有特殊的风味，不辛辣。这些品种包括欧洲红辣椒，16世纪后期，就在匈牙利以红色粉状调味品形式销售。“辣椒”（Pimiento）一词与多香果（Pimento）的发音一样，不要混淆了。

在自然状态下，辣椒植物是初夏成熟的一年生植物。可以直接把种子种在地里，或种子在温室或温床里生长6～10周后，再把种苗移栽到地里。辣椒有微辣、辣和很辣的品种，甚至有评定辣椒的辣度标准。实际上，一旦习惯了，辣是很愉快诱人的。

科学家已经检测到了喜欢吃辣椒的人吃了辣椒后了愉快激素-内啡肽水平升高，也会引起出汗和代谢率的升高。某些研究表明，喜欢吃辣椒的人，体重会有少量的减轻。辣椒用来增加低脂配方膳食的味道。

吃一些坚果

坚果无疑是多脂的，吃一把坚果会给高脂膳食增加许多额外的热量。可是，把坚果作为重要热量来源的国家，膳食通常富含植物性食物，热量低。

东南亚的美国膳食是用坚果代替别的东西，而不是直接添加在膳食中。作为增味剂，适度摄入，则会成为健康膳食的组成部分。坚果不仅有风味，几盎司的坚果还会带来丰富的营养。大多数坚果是树果的种子。

花生不是坚果

花生常常被看做是坚果，实际上是豆科植物，与豌豆和大豆是同属植物。花生来自植物，不含胆固醇。就含热量来看，花生热量高，但也是富营养的食物，就单位热量比较，花生含有更多的营养素。

坚果含有植物化合物、矿物质和好“脂肪”

某些坚果是维生素 B_1、烟酸、磷、锌和叶酸的良好来源。某些坚果是硒、铜、镁、锰、维生素 E 的优质来源。坚果富含各种植物化合物。在所有坚果中均含有类黄酮。这些抗氧化剂可以减少引起癌症和心血管病物质的形成。相对于体积来看，坚果也是植物蛋白质的最好来源。

坚果一般含脂高，大多数情况下，坚果约 75%的热量来自脂肪。栗子是一个例外，仅有 8%的热量来自脂肪。大部分坚果脂肪是单不饱和与多不饱和脂肪。与饱和脂肪（一般红肉和奶制品中含有）不同，不饱和脂肪不增加胆固醇，少量的单不饱和和多不饱和脂肪反而减少了胆固醇。核桃和杏仁是 ω-3 脂肪酸的丰富来源。但是，好东西也不要吃多了。一把坚果就含有几百卡的热量，一茶勺坚果油就含有 140 卡的热量。

从来不会有坚果膳食指导书

坚果含脂高，热量也高。如果要保持目前的体重，你不能把坚果直接加到膳食中，否则会增加体重。你可以用坚果代替其他食物，方式之一是用坚果代替一些肉。例如，1 盎司的坚果代替 1 盎司的肉。在美国农业部的膳食金字塔中，坚果属于肉类部分，看作是蛋白质的来源，并没有考虑坚果的高脂肪。在加州烹调金字塔中，位于塔尖的是坚果，而不是油脂和糖。坚果被认为是增味剂。依我看来，坚果应该按需使用来增加其他食物的味道。如果爱吃小吃，坚果要数着吃，不要一把一把的吃。一盎司（大约 18 颗）烤干的腰果含有 165 卡的热量。

烤裂的杏仁和腰果增加了坚果的风味，会给菜肴增加很多味道，而热量的增加且很少。一天不要超过一盎司是食用坚果的规则，除非你每天消耗许多热量，根本不担心热量摄入。

只是一个开始

本章只是植物性食物王国（包括坚果、药草和调料）的一个简单介绍，用做入门指导，带你开始探索植物性食物王国的多样性。你可以试用第三章的食谱。记住，从基本规则做起，逐渐在膳食计划中增加这些食物代替其他食物，而不是直接添加。好东西太多了也是有害的，尤其是坚果类的增味剂，含有额外的热量。蔬菜水果就能填饱肚子，探索植物性食物王国时要运用常识。下一章，将了解 15 个常见营养谬误的真实道理，可以帮助运用目前所学到的知识来形成适当的见解。

15个最常见的营养谬误

当我告诉病人该吃什么时，不时有病人根据朋友，甚至是治疗医生那里听来的信息来置疑我所说的。我总是花时间来做详细的解释。这也使我更了解我的病人的思想认识，并能激发病人想做改变的行为动机。

当比较自己的知识与听到的谬误时，了解正确的新信息是好事情，但要有使用这些新信息的能力。在启动这个新的营养计划时，你可以用下面的事例来回答朋友和家庭提出的问题。

为什么对食物有如此多的困惑

为什么对营养有这么多的困惑？我们大家都吃饭，因此我们都自认为知道什么是对的。是在媒体上整晚自我吹嘘的膳食专家，还是我们自己的意识思考，使得有关食物的谬误长久流传？如果吃味道喜欢的食物，会诱使你认为这些食物对你也是好的。一般会认为，如果只是改变了一样东西，就应该保持原来的饮食方式。你应该调整这样的思路，不应该认为你只需要改变一样东西。

本书讨论改变你的全部膳食。我不想要你只是去掉所谓不好的食物，我要你在膳食中增加健康。那么，就直接从几年来所全部听到的容易出错的说法开始纠正。

谬误一：减少体重要做的唯一事情是少吃喜欢的食品

这个主意选自一个古老的笑话。笑话说“如果谈论体重就不能减少体重，必须闭上嘴巴！”实际上，少吃喜欢的食品是减少体重的一个没有效率的方法。除非你是一个非常高大的男人或女人，每天消耗的能量超过 2500 卡。如果每天消耗这样大量的热量，减少分量的任何膳食减肥就会立即有效。如果每天消耗的热量只有 1500 卡，用这种方法减重的速度很慢，会让人灰心丧气！

最终当压力增大时，你会屈服于某一次的过量进食，从而逆转辛苦一周所取得的进步。甚至对自我吹嘘的风头人物来讲，采用减半饭量的方法减少了 20 磅体重，只是肉排的分量减半。我的经验是，下一次危机出现时，他会重新增加体重。真正的挑战是改变食物的摄取种类来坚持改变饮食习惯，而不只是分量。减少体重不是唯一的目的；用健康的方式减重，使用颜色编码中的水果蔬菜才是保护 DNA 并减少体重的方式。

谬误二：去掉膳食中的所有脂肪是唯一需要做的事情

十年来，营养专家推行只是去掉脂肪来减重的方法。20 世纪 80 年代，专家一致认为，摄入脂肪热量比例低的国家，心脏病、癌症和糖尿病的发病率低。1988 年美国卫生局局长说，在吸烟后，美国人改善健康的最重要的事情是减少膳食脂肪。食品企业相信专家，生产出 1 千多种无脂或低脂食品。

此后，发生了两件事。首先，许多无脂食品跟全脂食品的热量一样，因为制造商只是用糖代替了脂肪，所以期望减少热量的目的没有达到；第二，研究显示，如果消费者只是某一顿饭吃的“好”，摄取无脂食品，他们一般会在其他饮食中挥霍，再次失去减重的意义。

水果蔬菜无脂，有饱腹作用，一口食物所含的热量低于含糖的款待甜食。在膳食中增加水果蔬菜，将取代高热量的小吃食品，如蛋糕、面条、饼干，这些食品会给膳食增加不需要的热量。

谬误三：去掉膳食中的糖是要做的唯一事情

作为对谬误二的反应，有膳食专家声称，要做的唯一事情是去掉膳食中的精制糖和面制品，这些被叫做坏的“碳水化合物”。这种简单方法的优点是在剔除面包和甜点的同时，膳食中保留了所有好吃的烤肉、碎肉夹饼、肋骨、奶酪。如果是高兴或减压时吃的面包、馅饼、蛋糕、面条提供了额外的热量，减少这些食品，你会在一段时间内减少一些体重。对那些不愿吃低脂食品的人来说，这种膳食是一段时间内减肥的天赐之物，可以减去 20 磅左右的体重。但是最后又在膳食加入曾遭谴责的精制“碳水化合物”的时候，又会恢复到原来的体重。

最好是不用这种方法。当在膳食中保留最喜欢的高脂肉食和奶酪的时候，你不会不吃这些“碳水化合物”食品。在膳食中重新加入碳水化合物时，你会恢复失去的体重。改用颜色编码，你会改变膳食中的食物平衡，不是所有的碳水化合物都是一样的，蔬菜水果是良好的碳水化合物，他们实际上给你提供了一个健康物质的“药房”，这些健康物质只存在于水果蔬菜中。增加膳食的颜色会增加保护 DNA 的物质，供给较少的热量，并提供有益健康的膳食纤维。

谬误四：摄入的热量太少会使身体进入饥饿状态并会停止减重

这不是真实的。节食时，大多数的体内代谢会产生适应，减少 15%的总热量消耗。如果你每天的热量消耗是 1500 卡，每天提供 800 卡的低热量膳食，每天的代谢消耗会降低到 1275 卡，减少 225 卡的热量消耗，会产生负 475 卡的热量平衡，这样每周大约会减少 1 磅的体重。毫无疑问，采用这种方法达到减肥目标时，减重速度会慢下来，这是可以估计到的，与进入饥饿状态毫无关系。你将在本书学到的关键原则之一是，你是一个个体，最佳的目标体重取决于你天生有多少肌肉和你是男性还是女性。是脂肪过多，而不是超重决定了肥胖。一些商业节食计划根据保险公司的表格提出了不切实际的目标体重，如果你的肌肉比一般人多，节食计划会使你失败。当你达到了你自己的目标体重，但仍然高于图表的理想体重，减重会停止，你会进入饥饿状态。可是，你的身体的反应是正确的，而不是头脑。不管你承认与否，你已经达到了目标体重，或接近目标体重。

谬误五：高蛋白膳食引起酮症，减少饥饿

饥饿时，脂肪作为能源会产生酮体。肌肉会燃烧脂肪，来取代关键的碳水化合物。只要有充足的液体摄取，你会耐受饥饿达数月之长。因此，摄取无碳水化合物的膳食，在身体燃烧高蛋白膳食的基础食物（烤肉）提供的脂肪时，会产生酮体。呼气会产生不好闻的“水果”味道。如果使用糖尿病用的测尿试纸，如果尿液中排出酮体，试纸会变蓝。这是采用高蛋白膳食的节食者乐意看到的事情，表明这种方法的“代谢”事实得到了验证。我讨厌打碎别人的气泡泡，但是，酮体一点都不能减少食欲。当把酮体灌入人体时，不能抑制正常的饥饿。本书中你会学习如何在饮食中增加颜色，而不是用试纸来测试尿酮。

谬误六：唯一所做的是采用锻炼减肥，因为膳食不起作用

我是锻炼的坚定支持者，锻炼是减重后维持体重的最好方法。如果一周锻炼三次，每次心跳速度提高延续 20～30 分钟，你会上瘾的。锻炼期间，血液中的内啡肽激素水平会上升，如果没有机会锻炼，你会感到像缺失了什么东西。事实上，这只是锻炼成瘾的表现。

可惜，锻炼不是减肥的好方法。使用的所有锻炼设备都夸大了热量消耗。把踏车卖掉吧，因为踏车每小时消耗的热量常常被夸大了。骑踏车消耗一块蛋糕的热量会花费很长的时间。可是，有些人采用锻炼加节食很有效。这种锻炼方式结合了饮食方式，摄取的热量较少。如果只是把锻炼限制在一天骑一段时间的脚踏车或自行车，你会在一天的其他时间不活动，这也抵消了锻炼的效果。为防止出现这种状况，要强调总体活动，包括身体活动，如做园艺、散步、爬楼梯等。你在本书里已经学过如何建造肌肉来增加热量消耗，以及如何散步或者跑步来锻炼心脏，减少压力，从而达到最大的锻炼效果。你也学过如何使用计步器来监督你的总体活动。

谬误七：食用四组基本食物会获得身体所需的维生素和矿物质

制定四组基本食物是为了膳食中能包含关键的营养素。思路是，吃奶制品摄取钙，吃红肉摄取铁。水果蔬菜提供维生素 C，面包、麦片、谷物提供膳食纤维和某些关键的维生素。维生素 D 强化食物会消除骨质疏松。骨质疏松是一种腿部变弯的骨骼疾病，常会在 1950 年代以前出生的人群看到。顺着这样的思路，我们逐渐偏离了理想的膳食模式。美国人一天吃三份水果蔬菜，其中一份水果是调味番茄酱，蔬菜是卷心莴苣和炸薯条，会丢失许多有色水果蔬菜中的含有的维生素和矿物质。大量的研究表明，试图从膳食中首先获取维生素和矿物质时，每天服用一粒多维元素片来支持这种努力是一个好主意。我选择多维元素片、维生素 C、维生素 E 和钙作为四种基本的维生素和矿物质来补充四种基本食物。

谬误八：胡萝卜和香蕉是发胖食品

胡萝卜和香蕉是区间瘦身法这本书里挑选出的发胖食物，我的很多病人听过或读过那本书的人记得这个谬误。实际上，胡萝卜不会比任何种类的蔬菜使人发胖。胡萝卜确实含有糖分，但是数量很少，只在制作胡萝卜汁时才起作用，因此可以使用大量的胡萝卜。如果从胡萝卜中去除纤维，有可能饮用的一杯胡萝卜汁中含有十个胡萝卜的糖分，给膳食增加 250 卡的热量。同样，香蕉不含特别的植物化合物，每日膳食不一定要有香蕉。一个小或中等大小的香蕉大约含有 100 卡的热量，因此，混合水果中加入半个香蕉来调解味道是可以的，但是，吞吃 3～4 根香蕉，或者说，过量食用任何水果，都会显著增加一天的热量摄入。

谬误九：花生酱是蛋白质的良好来源

花生是豆科植物，不是坚果，含脂高，大约 80%的热量来自脂肪。由于氨基酸组成不完善，坚果与豌豆一样，也不是一个完全蛋白质的来源。在以坚果为主要蛋白质来源的国家，膳食模式倾向于包括丰富的水果蔬菜，食用坚果的道理也与此有关。坚果是极好的增味剂，某些坚果（如杏仁和核桃，每天食用一盎司或八个）是单不饱和脂肪酸的良好来源。一把坚果，双份的苏格兰威士忌和一份烧烤牛排那完全是另一码事。坚果增加了高脂膳食的热量，增加了超重或发胖的风险。

谬误十：猪肉是一种白肉

鸡肉和火鸡肉是白肉，很受欢迎，猪肉生产业也想搭上这趟便车。的确，猪肉的某些部位含脂肪像鸡肉和火鸡肉一样低，但猪排、猪肉香肠和熏猪肉却不是这样的。营养专家一致同意把猪肉归类为红肉。换句话说，消费者搞不清红肉和白肉的性质。同时，黑色的熏鸡肉和火鸡肉的脂肪比白肉高许多。因此，不只是鸡肉和火鸡肉就好，应该是选择白色的鸡肉和火鸡肉。

谬误十一：多食用人造黄油和植物油能降低胆固醇

这个谬误起源于哈佛大学公共卫生学院在 1950 年代的研究结果。研究者发现，组配总热量时，使用多不饱和植物油或人造黄油，代替猪油，食用不饱和脂肪植物油的个体血液中的胆固醇水平低。这个实验结果不应该用到公共健康倡导中，因为实际上，在膳食中添加脂肪，不管是饱和的还是不饱和的，都会增加额外的热量。植物油摄取增加的同时，肥胖病的发病率也会升高。肥胖增加了大多数易受影响人群的血液胆固醇水平（人数的比例大约是 1/4）。1980 年代中期，美国联邦贸易委员会强制植物油制造商停止播放玉米油降低胆固醇水平的广告。

谬误十二：吃三文鱼降低胆固醇水平

三文鱼是健康鱼油的良好来源。可是，这完全取决于食用的三文鱼是海洋捕捞的还是人工养殖的。美国销售的三文鱼大多数来自养殖场。常常是大西洋的三文鱼跳进了华盛顿州西雅图附近的太平洋沿岸地区的养殖场里。养殖的 8 盎司重的三文鱼片含有 21 克脂肪，而海洋捕捞的三文鱼只含有 14 克的脂肪，而且养殖的三文鱼脂肪不是富含健康的 ω－3 脂肪酸。食用自动喂料机投放的谷物和其他饲料养殖的三文鱼脂肪富含 ω－6 脂肪酸。海洋中的三文鱼是捕食运动员，与海洋中的同类不一样，养殖的三文鱼成天坐在那里，以最快的速度增长。现在也养殖鲑鱼和鲶鱼，购买以前要问清楚。不要灰心，还要许多来自海洋的健康鱼类，如大比目鱼、剑鱼、黑鲈、白鲑和鲽鱼。

谬误十三：虾会升高胆固醇水平

曾经有广告讲虾的胆固醇含量高，但是，现在情况完全变了。很早以前，美国心脏学会承认谴责虾是错误的。但是，很多人，包括一些医生仍然相信这种谬误。虾与白鸡肉的胆固醇含量差不多，低热量，低脂肪，是健康的 ω－3 脂肪酸的丰富来源。大多数虾生长在水产养殖场里，人工饲喂蔬菜团，饮食奢侈。如果你做不到吃素，但可食用素食虾。研究没有观察到食用虾的个体血液中胆固醇水平升高，身体中的胆固醇大多数在肝脏产生，而不是来自膳食。

谬误十四：奶酪饼干是钙的良好来源

最近，我看到一条奶酪饼干的广告，声称是钙的良好来源。食品强化钙可能是有好处的，就像曾经在橙汁加钙一样。但在小吃食品中增加有益健康的营养素的做法使我恼怒，因为这会增加膳食的热量和脂肪，而不会增加其他营养素。代替食用的加工饼干，你可以吃水果蔬菜。你可以从补充剂，或者强化钙的健康食品中获取需要的钙，如钙强化的橙汁、西红柿汁或大豆蛋白。关键是不要把胶质软糖作为增加膳食中健康营养素的载体。这正好引起了混乱。在饮食不健康的时候，可以吃这样的小吃食品，但时间上不要超过 10％。

谬误十五：冷冻的蔬菜不如新鲜的好

有些人认为，冷冻和解冻会破坏许多维生素，因此冷冻的蔬菜不如新鲜的好，这是不正确的。真正成熟时采摘的水果蔬菜一般比成熟前较硬时采摘的含有更多的维生素和植物化合物。冷冻的西兰花是植物化合物非常丰富的来源。绿西红柿送到市场前喷上乙烯气体催红。西红柿的遗传研究可以识别成熟基因，已经培育了富含植物化合物、货价期更长的西红柿。冷冻是把蔬菜配送到不能自然种植蔬菜的地区的一个非常实用的方法。对植物遗传了解得越多，使用标准的育种方法就可以改进植物性食物的质量，不要认为所谓自然的东西就总是好的。

本书下一章节，你将学习如何应用以上建议来帮助减少现代社会中最常见的有害疾病的发病风险，包括心脏病、常见癌症和某些衰老疾病。有益健康的营养不仅延长寿命，同时也通过改善精神的、身体的和性方面的活力来提高生活质量。

膳食色彩有助获得最佳健康

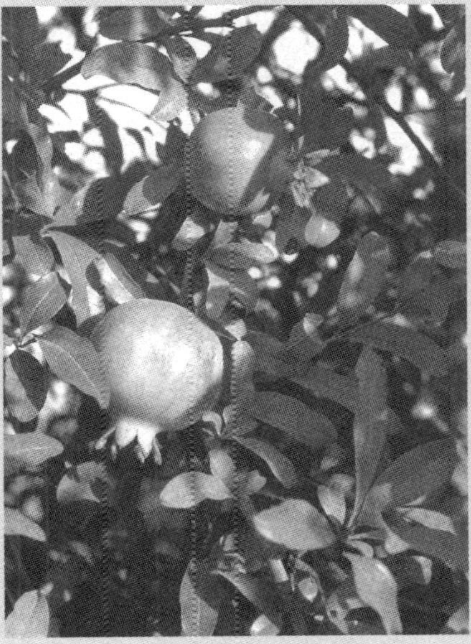

DNA 损伤如何产生疾病

向前走，深吸一口气！你可能吸入了严重损伤 DNA 的有毒化合物。我不是在说烟雾、污染物或者香烟气体，后面我会谈到这些事情。我这里谈论的是呼吸空气中存在的生命元素——氧气。氧气占空气的 20%，其他的 80%是氮气，另有不到 1%的二氧化碳。如果我强迫你呼吸 100%的纯氧气，几天后，你会失明并造成肺组织永久损害，这是氧气直接导致组织损害的结果。

20 年前，美国医院的新生儿特别护理病房就发生过氧气毒害的病例。早产婴儿带上氧气面具，呼吸 100%的纯氧气，以便使含氧充足的血流通过增厚和发育不全的肺脏。医生最后发现，给予维生素 E 可以预防这些婴儿出现的一种叫做“眼晶状体后纤维素增生”所致的失明。维生素 E 集中在肺组织和其他体组织中，通过捕获氧自由基上的多余电子来抵御氧气的作用。氧自由基是氧气产生有害化学反应的形式。

一旦氧气被吸入体内，身体以积极和消极的方式利用氧气。在你学完本章后，你会理解氧气即是大气中的一种重要的生命元素，同时也是控制衰老过程的关键因素。衰老会产生心脏病、癌症、阿尔茨海默病和其他大脑疾病所致的大脑功能衰退。

本书的第一部分，你学过吃什么可以保护 DNA。通过本章节的学习，你将了解其中的机理，同时你将学到更多如何保护 DNA 的知识。如果你的家里有人患常见疾病，如心脏病、糖尿病或癌症，你在后面几章会了解更多关于 DNA 损伤如何产生这些疾病，以及膳食和生活方式如何预防或延缓这些疾病的发生。

常见疾病有常见原因

常见病经常发生。许多常见病起因于基因与膳食及生活方式之间的不平衡。这种基因——营养素间失衡的根源是体内防卫机制的过分活跃，产生了氧自由基，它不能通过抗氧化的防卫机制来获得平衡。当今最有力的科学证据都把氧自由基列为产生心脏病、癌症、痴呆和早衰的根本刺激因素。显而易见，基因完全决定了某些疾病的发生，没有什么东西可以改变这些疾病的发展进程或者停止这些疾病的发展。幸运的是，这些发生方式特别的疾病很少。在本书后面章节，你会了解膳食可以延缓、减轻，或者完全阻止像糖尿病、心脏病和常见癌症等疾病。总而言之，当你了解到膳食严重影响你的总体健康和寿命，我相信你会感到震惊。

氧自由基导致细胞损伤、细胞死亡和癌症

每次呼吸，肺都会吸入氧气，然后跟肺表面的液体混合。肺表面积竟然有一个网球场那样大。想象给这个网球场表面喷上一薄层体内生产的，或膳食供给的维生素 C 和维生素 E 液体。氧气分子由 2 个氧原子组成，受热和光线的影响，这两个氧原子分裂开来，这时就产生只含氧原子的两个氧自由基，每个氧自由基带有未配对的电子，这种电子像煤气罐中的火化，会引起微小的原子爆炸，从而损害细胞的其他部分，包括脂肪、蛋白质和 DNA。

只要液体中有充足的抗氧化剂来吸收这些微小的爆炸，你的细胞组织不会被破坏。如果暴露在烟气或其他的毒素中，你会把这些防卫物质消耗殆尽，你的肺细胞将会遭到损害。

细胞损害会产生什么坏处呢？肺细胞 DNA 的过分损害会引起细胞死亡，免疫系统将清除这些死亡细胞。微小的 DNA 损伤

会被修复，不会对细胞造成明显的损害。可是，有时处于两种极端状态之间的一种损害水平，即不能被清除，也没有杀死细胞。如果这种损害发生在 DNA 的敏感部位，将会产生肺癌。

吸烟产生氧自由基并吞噬抗氧化剂

吸烟者每天进行消耗肺细胞保护物质的实验。抽烟时，降低了肺细胞表面液体中保护性抗氧化剂的活性。吸烟者每天在打赌，冒着 DNA 损害程度正好能引起肺癌的风险。事实上，吸烟者占所有肺癌罹患率的 85%。吸烟也促进第一杀手疾病——心脏病的发生。你可能听到许多有关胆固醇的信息，但可能没有认识到吸烟也在使用同样的细胞间传递信号致癌。

如果你想让人说些吸烟的好处，那你选错书了。回到 1600 年代，烟草和奴隶制帮助建立了美国这个国家，烟草仍然是美国出口到全世界的杀人物品。烟草制造商给传统电影出钱让男女影星吸烟，让抽烟看起来很有魅力。1940 年代，曾有一个烟草品牌叫“医生的香烟”。每十个吸烟者中将有一个得肺癌，每年还有不计其数的心脏病发作，没有人把其归咎于吸烟。更多的吸烟者最后得了肺病，其他人增加了卵巢癌、胃癌、前列腺癌和子宫癌的风险。雪茄变成了新世纪的奢侈烟草，一支十多美元的雪茄含有一包香烟的尼古丁和焦油。最先接触呼吸空气的组织为应对氧气对 DNA 的损伤耗尽了防卫物质时，烟斗和雪茄将产生唇、舌和口腔癌。

污染和氧气对 DNA 的损害

癌症化疗使用的辐射或有毒化合物会损害 DNA，这些高剂量的有毒物质激活氧自由基，杀死细胞。每天吸入的氧气对 DNA 存在同样形式的潜在损害，只是损害程度较小，但更具危险性。我们吃的食物也含有损害 DNA 的微量化学物质。我们大家生活在一个叫地球的大陆地上，在地球上吃喝，而不是在什么神秘无污染的地方。事实上，我们吃的植物含有天然的致癌物质，这是植物为攻击害虫而产生的防卫物质。幸运的是，植物中含有的保护性物质的数量远远大于致癌化合物。人们无法避免致癌化合物，就像你不能不呼吸氧气一样，但你可以食用颜色编码推荐的食物，确保获取充足的保护性物质，减少 DNA 损伤产生的心脏病、癌症和其他常见病的风险。

听了这些令人恐慌的故事后，也谈一些好消息。你的身体在每个水平都产生了抵抗这些污染物和天然致癌物质的出色防卫机制。在 DNA 水平，存在修复机制，可以清除损伤的 DNA，用更好的 DNA 来代替。同时还存在一个称为“抗氧化剂防卫系统”的协调防卫机制，是由叫做“酶”的蛋白质组成，直接使氧自由基转变为无害物质，或者增加抗氧化化合物的水平来发挥同样的作用。膳食中的植物性食物提供抗氧化剂和其他有色的保护性化合物。当人们食用富含植物性食物的膳食时，就形成了这些防卫系统。在过去的最后几百年里，我们减少了食物的种类，丢失了身体用来帮助保护 DNA 的化合物。

身体在排出毒素和药物时，氧自由基则是防卫系统的一部分。肝和其他组织里存在一个两阶段的代谢过程，在这一过程中，氧自由基上的电子转移给有毒化合物，有毒化合物与溶解在水中的其他化合物（如糖或含硫化合物）起反应，被激活的化合物与糖结合时，毒素不再有活性，可以通过尿液排出体外。

水果、蔬菜和其他植物性食物中的化合物激发了细胞的许多保护性反应，保护 DNA 免受天然和人工污染物的损害，从而预防了许多慢性病。

为什么 DNA 的损伤是致命的

DNA 是生命的编码，它的完整性对身体每一个细胞来说至关重要。细胞分裂时，DNA 编码的复制会发生错误。大多数错误发生在 90％的不制造蛋白质的 DNA 部位，这个神秘的 90％却在以某种方式调节其余 10％DNA 的功能。从人类基因组学研究项目获悉，这部分 DNA 有许多不断重复的序列。如果 DNA 的修复机制完好无损，氧自由基对 DNA 的多次攻击也是无害的。某些无害的 DNA 变化，称为“突变”，在进行自我复制时保留在细胞 DNA 中。可是，某些时候，DNA 损伤可以累计到一个临界水平，会产生细胞损伤。如果细胞死亡，免疫系统的各种细胞可以清除这些死亡细胞。

可是，DNA 的某些改变可以导致癌细胞的形成。癌细胞打败了免疫系统，拒绝被清除。癌细胞产生蛋白质，帮助形成自己的血液供应。他们不管组织和器官的局部边界，到处扩散，直到最后杀死人体。第 12 章描述了癌症的发展过程。心脏病首先起因于氧气对胆固醇的损伤，使胆固醇比较长时间的停留在血管壁上，免疫细胞汇集来吞食氧气损伤的胆固醇。此时，这些免疫细胞释放出刺激平滑肌细胞过度生长的信号，这与癌细胞产生的信号类似。事实上，免疫细胞释放保护身体免受感染的信号时，这个过程也可能是有害的，会刺激细胞生长，如心脏病的动脉粥样硬化和肿瘤细胞的形成。有时候，感染与心脏病和癌症相关。胃里的幽门螺旋杆菌像螺丝锥样钻进胃壁，产生终身感染。免疫细胞徒劳地想用氧自由基和其他化合物来杀死清除细菌。可是，氧自由基没有杀死细菌，反而引起了胃壁的慢性炎症，称为萎缩性胃炎。经过几十年，这些感染部位产生了胃癌。有好消息，大量摄取绿色和红色蔬菜，会减低胃癌的风险。

这是水果蔬菜的颜色编码如何保护 DNA、预防严重威胁生命的疾病的事例。细菌也在其他地方被发现，血管壁上发现了衣原体细菌感染的证据，提示细菌感染周围的炎症可能诱发了心脏病的发展。第 11 章讨论心脏病的基因与膳食的互作关系。

抗氧化剂防卫系统

从细菌到黑猩猩，氧气存在于的所有的生物活细胞里。自从生物开始进化以来，我们的身体一直存在一个抵抗氧气对 DNA 损害的多层次防卫系统。

第一，体内有来自水果、蔬菜、药草、茶或者膳食补充剂的抗氧化剂储存。他们可以储存在体内，就像番茄红素、叶黄素和β-胡萝卜素，或者被身体全面分解，如像蛋白质和绿茶。抗氧化剂储存依赖于膳食，因为许多化合物，如维生素 C、维生素 E 和番茄红素不在体内产生。

第二，这些化合物在体内的存在会刺激肝和其他组织生产蛋白质来分解来自膳食的大量化合物。这种作用也依赖于膳食，因为某些人的肝在摄取 500 毫克维生素 C 时，产生分解这些维生素 C 所需的蛋白质，而某些根本不服用维生素 C 的人，肝不产生同样的蛋白质。这些蛋白质也可以分解来自环境，与维生素 C 结构类似的物质。因此，激发对维生素 C 的遗传反应有助于抵抗某些潜在致癌化合物。

第三，体内存在发育完善的 DNA 修复系统，可以切除损伤的 DNA 并用正确的碱基序列来代替，这样在细胞再次使用曾被损伤的 DNA 片段时，不会出现明显的损害。水果蔬菜含有“类黄酮”物质可以激发 DNA 的修复系统。因此，身体形成的抵抗氧自由基的多层防卫主要取决于从膳食中获得足够的保护性物质。

许多抗氧化剂来自食物供给，因为我们的抗氧化剂防卫系统是从以植物为基础的环境中进化而来的。环境中维生素 C 非常丰富，结果，人类失去了生产维生素 C 的遗传机制。但是，我们的身体期望从膳食中获得大量的维生素 C 和其他植物化合物。因此，身体制造一些抗氧化剂，并从食物供给中获得其他抗氧化剂。

炎症的常见危害

体内对入侵的病毒、细菌，或肿瘤细胞的免疫反应是类似的。免疫防卫采用产生的氧自由基直接攻击入侵者，或者细胞释放激发氧损伤的蛋白质信号。就像洗衣漂白剂杀死细菌和病毒一样，细胞产生的天然漂白剂以氧自由基和其他相关化合物的形式存在，如过氧化氢（漂白剂中存在的）和一氧化氮（体内产生），帮助免疫系统驱除入侵者。

有时，出现错误的警报，错误地激活防卫机制。身体有时应对某种伤害，如吸烟，摄入太高脂肪和热量的膳食，就好像这种伤害是一种入侵的有机物。结果，产生一种“发炎”的错误警告，损害 DNA。

发炎在许多组织中是常见的，像在吸烟者的肺脏，吃高脂膳食的妇女乳腺组织，有轻度感染的男人前列腺组织（叫做前列腺发炎）。天然的和从膳食中获得的防卫物质可以抑制发炎。可是，如果膳食中缺乏抗氧化剂，但富含刺激氧自由基形成的物质，如玉米油中的脂肪酸，慢性发炎产生应急反应，最后形成促进癌症和心脏病发生的 DNA 损伤类型。

膳食和发炎：阿司匹林的启示

多年来，我们知道服用阿司匹林会降低心脏病发作和常见癌症如结肠癌的风险。调查表明，每天服用阿司匹林的男士减少了心脏病发作，不容易得结肠癌。阿司匹林预防这些疾病直接与现代膳食缺乏保护性物质有关。

阿司匹林是乙酰水杨酸，来自柳树皮，在植物性食物中也有微量存在。实际上古人膳食富含抵御发炎的类似阿司匹林的物质，而现代膳食则充满了促进炎症的东西，如玉米油和植物油里发现的多不饱和脂肪。

所有的膳食脂肪，从猪油到红花油，含有同样的热量（每茶勺 140 卡）。脂肪的分子结构存在许多变化，最基本的结构分子是脂肪酸，根据它们的结构和性质，按照化学名称来分类。

室温下，饱和脂肪呈固体状态，在猪油和黄油中占主导地位。单不饱和脂肪酸（这样称呼是因为脂肪酸分子的碳原子间只有一个双键）在鳄梨和橄榄油中占主导，室温下呈液体状。多不饱和脂肪酸在室温下也是液体的，含有超过一个的双键（在大多常见的脂肪酸中含有 3～6 个双键）。

多不饱和脂肪酸分为两类：ω-3 型和 ω-6 型，根据第一个双键在碳原子上出现的位置来命名。人类是在含有同等数量的 ω-3 和 ω-6 脂肪酸组成的膳食基础上进化的。水果、蔬菜和其他植物性食物中，ω-3 和 ω-6 脂肪酸的比例为 1∶1。过去一个世纪以来，人类膳食中 ω-6 脂肪酸的数量大幅升高。升高的原因是大量使用由玉米、葵花籽、红花籽、绵籽和大豆加工的植物油。这些植物油是加工食品如土豆片、饼干、糕点、面包和冰激凌的常见成分，也常用在烹调中。今天典型的西方膳食，ω-3 和 ω-6 脂肪酸的比例范围在 20∶1 到 30∶1。因为人类染色体曾是进化来适应完全不同于西方膳食的脂肪酸比例的，大量摄取 ω-6 脂肪酸会引起生理转变，会给健康带来许多负面影响。按照自然的设计，脂肪应该作为全部食物的一部分，少量消费。当从谷物和坚果中提取的油脂大量使用在其他食物中时，一定会产生脂肪酸失衡，这种失衡会显著影响人体生理。

现代养殖业出现以前，人类食用的肉来自吃草的动物，而今天的肉来自大量吃谷物的动物。吃草动物的肉中脂肪比现代用谷物饲料养殖的动物肉含有更多的 ω-3 脂肪酸，谷物喂养的动物的脂肪更富含 ω-6 脂肪酸。

过分消费 ω-6 脂肪会改变特殊激素——前列腺素的平衡。大量摄入 ω-6 脂肪如植物油和动物性食物会促进这些前列腺素的产生，会使前列腺素沉淀，会加速心脏病发作并使炎症失去控制（过敏、哮喘、湿疹、风湿性关节炎是炎症疯狂发作的例子）。

实验研究发现，有一种 ω－6 脂肪酸——亚油酸刺激小鼠和大鼠的前列腺癌细胞的生长，会引起乳腺癌的生长和扩散。

亚油酸不仅仅作为营养素发挥作用，而且通过与一种“PPAP－gamma”的蛋白质结合（γ 型-过氧化酶活化增生受体）而改变细胞功能。这种蛋白质与由亚油酸生成的一种前列腺素（PGJ3）结合。在肿瘤细胞中发现了 γ 型-过氧化酶活化增生受体，这可能与 ω－6 脂肪酸刺激肿瘤细胞的生长有关。在血管壁的白细胞中也发现了 γ 型-过氧化酶活化增生受体，这可能与动脉粥样硬化的形成有关系。亚油酸的情况是脂肪酸即作为营养素，同时作为细胞活动信号来发挥作用的事例。

植物油如玉米油、葵花籽油、红花籽油和大豆油特别富含亚油酸，它比单不饱和油脂（鳄梨和橄榄油）的含量高 8～10 倍。菜子油比橄榄油的亚油酸含量高约三倍。

在鳄梨和橄榄油中含量最为丰富的单不饱和脂肪酸并不是以这样或那样的方式来维持特殊激素的平衡。他们本身含有能量和许多增强味道的作用。当取代排骨中的饱和脂肪时，如果热量供给不是最紧要时，未使用的额外橄榄油和鳄梨油能降低胆固醇。可是，如果体重增加，胆固醇也会升高。

脂肪组织中混合储存的脂肪酸反映了过去一年摄入脂肪酸的种类。如果过分摄取 ω－6 脂肪酸和饱和脂肪，血液和体液中亚油酸的水平会降低 30％。这样大幅度的转变会影响全身的血液凝固、血脂水平、免疫功能和发炎。

大量研究显示，增加膳食中 ω－3 脂肪酸可以预防冠心病、高血压和二型糖尿病。同时也证明，ω－3 脂肪酸也能有效治疗肾脏疾病、风湿性关节炎、溃疡性结肠炎、克罗恩病（节段性回肠炎）和某些肺病。

大多数用来证明补充 ω－3 脂肪酸效用的研究使用的是鱼油，而 ω－3 脂肪酸存在于一些植物油里。机体把短链的 18 碳脂肪酸（如亚麻仁中发现的）转变为 22 碳活性脂肪酸时效率较低。22 碳脂肪酸也被称为“鱼油脂肪酸”（EPA 和 DHA，或者二十碳五烯酸和二十二碳六烯酸）。

水果蔬菜是如何保护你的DNA的

水果蔬菜通过以上所描述抑制炎症过程来保护DNA。摄取以水果蔬菜为基础的膳食，你会降低总脂肪、多不饱和脂肪和精制糖的摄取。同时通过摄取多样化的有色水果蔬菜，会增加抗氧化剂和抗炎保护性物质。在后面几章，你会了解到这些常见的炎症和氧化威胁只是一个开始，缺乏健康膳食时会引起疾病。在许多方面，你的身体是为依赖颜色编码的富含植物性食物的膳食而设计的。过去几百年演化的膳食与过去10万年进化的基因之间的不平衡造成全身许多细胞功能紊乱。在后面几章，你会看到超重和肥胖——当前社会最常见的营养失衡——也会增加炎症。同时，你也会了解颜色编码如何降低心脏病、常见癌症、阿尔茨海默病和衰老加快的风险。

令人惊讶的脂肪细胞：远不只是一包脂肪

你可能认为脂肪细胞只是储存脂肪的地方，但是你会吃惊地发现脂肪细胞在体内发挥着许多关键作用，包括：

- 分泌被叫做“细胞素”的炎症激素，防止身体感染，但过量时，会促进发炎、血液凝固和罹患慢性疾病，包括心脏病和常见癌症。
- 发挥激素腺体的作用，把雄性激素转变为雌性激素。
- 储存保护性抗氧化剂，包括维生素 E 和许多来自水果蔬菜的有色化合物。
- 有效储存能量，在没有食物供给时，人可以存活更长时间。
- 储存从食物摄入和体内由碳水化合物和蛋白质制造的脂肪酸，维持脂肪细胞中促进发炎和抵抗发炎的脂肪酸之间的平衡。

脂肪细胞发挥白细胞样的作用

脂肪细胞分泌激素和被称为“细胞素”的促进发炎的物质，这是免疫防卫系统的一部分，免疫防卫系统通常与白血细胞有关系。细胞素在防止感染方面发挥关键作用，就像在抵御饥饿方面发挥的关键作用一样。

瘦素，一种脂肪细胞激素，是一种细胞素，最初是在肥胖小鼠的种内品系中发现，与正常小鼠的瘦素一样，只是编码一种蛋白的基因发生了突变。已知这个基因是有缺陷的，因为瘦小鼠的血液循环与肥胖小鼠连接，肥胖小鼠将会变瘦。经过数十年的小鼠育种，洛克菲勒大学的杰夫·弗里得曼博士和里得·雷贝尔博士领导的研究小组已经利用现代基因工程技术分离出了这种蛋白质，依据希腊“消瘦”一词把这种蛋白质命名为“瘦素”。

为小鼠和人制定的最好计划

在发现瘦素以后，在实验室就可以制造这种激素，然后注射到肥胖小鼠体内。肥胖小鼠不是由遗传所致，而是摄取了一种称为“自助膳食”导致的肥胖。给大多数小鼠和大鼠饲喂的是没味道的颗粒饲料，这种颗粒饲料是在谷物和精致糖中加入维生素和矿物质制成，看起来像狗食。如果你饲养讲究吃的宠物，有时候还不得不装饰这种食物使其更有吸引力。科学家把巧克力饼干、花生酱和高脂肉放在这种食物中，小鼠吃的很高兴，吃的也很多，长得像遗传性肥胖小鼠一样的肥胖。

当科学家给食用过量“自助膳食”的小鼠注射“瘦素”后，小鼠变瘦。瘦素作用于大脑中的食欲中心，降低了食欲，并且增加了体力活动。足够的科学证据促使位于加州千象的生物制药公司——Amgen 公司花 2 千万美元申请独有许可来生产治疗肥胖的瘦素。

瘦素可以治疗肥胖吗

瘦素的研究还在进行中。但截至目前的试验结果显示，在注射剂量时，人类具有抗瘦素的作用，统计学上可以检验到有效果，但是体重只有少量减少。可是，体内瘦素的数量直接与男女体内的体脂成比例，我们仍然不完全了解瘦素的调节作用。体内分泌瘦素具有白天和夜晚的节律，晚上不吃饭时，分泌水平最低。

瘦素是免疫系统的一部分

土耳其有几个家庭，先天缺乏瘦素，成员过早死于感染。因此，瘦素可能预防营养不良和与营养不良有关的感染。瘦素和其他细胞素是由脂肪细胞分泌的。形成脂肪细胞的能力在营养不良和感染流行的社会是一种优良品质。

可是，你如果饮食过量，脂肪细胞数量积累过度，就像现代美国社会，脂肪细胞会增加许多细胞素的水平，包括瘦素，这会增加 DNA 的氧化损伤，促进心脏病和常见癌症的产生。所以，免疫系统的形成类似于饥饿时产生的能量储存系统，在处理过量脂肪和热量时会刺激有害的炎症和氧化的产生。

脂肪细胞储存有色的化学保护物质

脂肪细胞储存来自水果蔬菜的许多有色化合物，并与脂肪一起分泌到血液中。脂肪细胞也储存抗氧化剂，如维生素 E。因此在抵抗环境中存在的一些杀虫剂和毒素方面起着关键作用，这些物质也储存在脂肪中。

如果有人大量饮用胡萝卜汁，皮肤会变成橘黄色，展示了皮下和全身脂肪如何储存脂溶性抗氧化剂，如胡萝卜中 β-胡萝卜素和 α-胡萝卜素。

脂肪细胞、脂肪细胞——到处存在

脂肪细胞到处存在。存在于皮下的脂肪决定了是否有女性柔软的外形，或是男性坚硬的身体。肝脏中的脂肪影响循环血流中脂肪的储存和产生。肌肉中的脂肪影响运动时燃烧碳水化合物和脂肪的数量，并影响胰岛素推动葡萄糖进入肌肉的效率。

脂肪细胞是体内的一个主要器官，就像肾脏和肝脏一样。现在有方法可以对小鼠进行遗传工程改造，使其脂肪细胞不能达到行使正常功能的成熟水平。这些动物因为不能以脂肪形式来储存能量而得糖尿病，血糖水平升的很高。脂肪可能是你不喜欢看到的东西，但你的脂肪在保持身体健康方面扮演着重要作用。

你需要多少脂肪细胞

人体含有几十亿个脂肪细胞。依据大鼠和小鼠的研究结果建立的理论认为，性成熟前已形成所有的脂肪细胞。性成熟后，脂肪细胞只是体积增大。这个理论认为儿童期产生的脂肪细胞太多，脂肪细胞数目不减少，体积会不断增大，一生注定会是肥胖的。幸运的是，这个理论并不正确。实际上，需要时你的身体在一生中可以征用无数的脂肪细胞来储存更多的脂肪。

不消失的脂肪细胞

性成熟或营养过剩会产生一些脂肪细胞，特别是皮下脂肪，会抵抗膳食加锻炼来减轻体重的努力。吸脂会去除这些脂肪细胞，但你最好要慎重。当这些脂肪细胞被去除时，将永远不会再生，但周围细胞会重新生长，从而产生难看的凹陷外表。如果你打算考虑吸脂来美容，至少吸脂前 1～2 年就要对膳食进行严格的控制。

比关注这些局部脂肪袋更为重要的是，女人应该认识到体脂分布在一生中不断处于变化当中。在生第一个小孩时，体脂就开始到处移动，通常会移动到臀部和大腿处，但有些妇女上身重量也会增加。你应该始终努力将体脂控制在健康水平。但是，不要太过理想化。当你已是 40 或 50 多岁的人，不可能时光倒流到十几岁去，你的脂肪细胞不会配合你。

脂肪的袋块状分布也是由遗传决定的。一样的双胞胎，不仅身体脂肪的数量近似，而且身体不同部位的脂肪分布也相同。我们不知道具体确切的原因，但是脂肪沉积在个体的不同部位是有特殊的功能的。

认真看待脂肪细胞

脂肪细胞只是颈部的美容疼痛吗？难道脂肪生来就是给你制造灾难的吗？实际上，脂肪细胞是免疫系统的一部分，保护你的身体免受感染疾病的侵害。

太平洋中部的一个小岛，有一个三千人的固定人群在那里居住了数千年。19 世纪，一群欧洲探险者来到了这个小岛，立即给小岛的居民传染了一种致命的病毒，90％多的小岛居民死掉了，剩下的三百多人留下了正常肥胖的后代。为什么保持脂肪的遗传对留下来的三百多岛民如此重要。很简单，避免营养不良，从而有能力保持免疫功能在感染打击中存活下来。那么，这些人的现在状况如何？现在这些人群中高血压、糖尿病和痛风的发病率很高。

决定肥胖发展进程的感染疾病在中世纪的欧洲重演了同样的景象。肥胖倾向与人类过去暴露于感染疾病有关。

小孩有时候会长成肥胖

当你还在母亲的子宫里时，大脑、包括调节食欲的中心还没有完全发育。研究子宫里发育不足的胎儿时发现，这些小孩在十几岁时容易变成肥胖。这些小孩出生后，不管吃母乳还是人工喂养，都非常贪吃，直到补偿了子宫中造成的体重不足和发育迟缓为止。研究子宫中营养不良的小鼠，发现摄食中心的激素水平很高，促使出生后过量进食，这在理论上解释了上述现象。

人类更适应饥饿，而不是营养过剩

在子宫中营养不良，胎儿瘦素水平下降，会使另一种叫做“NPY”的激素水平上升。NPY是摄食激素，就像瘦素是一种消瘦激素一样。胎儿在子宫里时，母亲不管出于何种原因不能给胎儿供给更多的热量，她本身可能有严重的营养不良，这会使胎儿变小，或者吸烟，要不然损伤了供给胎儿的循环器官（子宫中胎儿通过一个叫做胎盘的器官获取营养）。可是，一旦胎儿出生，高水平的“NPY”会提高进食活动。在婴儿形成体脂时，瘦素的水平随着体脂的水平一同升高。但是，“NPY”的水平且不下降，婴儿保持继续增重。肥胖的成人也有与高体脂相对应的高“瘦素”水平。由于某种原因，许多人继续过量进食，可能是肥胖成人摄食中心的“NPY”水平也没有适当降低的缘故。从进化的观点来看，这都是有意义的：营养不良时，你会多吃饭，可是你今天找到了某些食物，并不意味着食物供给会源源不断，因此大自然不考虑有效关闭脂肪储存，这会导致肥胖。

脂肪会使你更性感

圣经里说，多生养多繁衍。增加体脂会增加体内性激素的循环水平，最终会增加生育率。在埃及出现农业生产以来，希伯来人被授予高盛地区的肥沃土地，人口繁衍的数量惊人，让法老王都感到害怕。适应饥饿会降低大多数妇女的性欲和生育力，虽然有些妇女面临食物短缺时也会生育。男人在饥饿时仍会保留生育力，就像在老年时也有生育力一样。实际上，男人通常会产生一亿精子，只需要一百万活性精子有生育力就行。

脂肪会维持你的生育功能

维伦多夫的维纳斯是一座生活在2万4千年前的女人雕塑，被看作是那个时代许多生育女神的象征，现在看来她的体形是超重的。她的体脂位于上身、大腹部和大而下垂的乳房部位。她有相对有力的腿部来支撑上身的重量。这是古代所希望的女人，有可能生育健康的小孩，当其他妇女不能生育或不能母乳哺育时，她则能哺乳喂养小孩。

古代的优势变成了现代疾病

今天，约有5%的妇女罹患一种叫做“多囊卵巢综合征”（PCO）的疾病。过去根据两位发现这种饥饿适应的医生的名字而称为“斯坦因—利文撒尔综合征”。两位医生遇到的许多妇女抱怨月经不正常、肥胖和长有过多的体毛和面部毛发。当这些妇女减少体重时，她们的月经变得正常起来，并有了生育能力，还出现了毛发生长减少的事例。这些妇女的卵巢患二型糖尿病。卵巢具有瘦素和胰岛素受体，这些妇女的胰岛素水平很高，促使卵巢生成更多的男性激素。结果，她们比一般妇女的肌肉多，趋向以男性的方式在上身蓄积脂肪。有一种“甲福明二甲双胍”（商品名称是二甲双胍）的药物可以纠正某些二型糖尿病的胰岛素不敏感，也能对这些妇女起作用。我常常告诉这些妇女她们在“错误”的时代却带有伟大的基因。她们是古代所期望的最理想的女性，在食品极为缺乏时，还有能力生育，还能干体力活。这些年来，我们看重妇女的瘦身，而不是其他品性。瘦的像细树枝样的妇女模特可能在古代会一直处于饥饿状态，不能生育，患有感染疾病。

多少体脂才算正常？

我们每个人都含有一定的体脂数量，使基因与我们所处的环境取得了完美的平衡。我还没有遇到脂肪缺乏导致患者死亡的情况，因为水果蔬菜和全谷物含有足够的健康脂肪，以必需脂肪酸（亚油酸和亚麻油酸）的形式提供了膳食总热量的 5％多。总之，男性 15％～20％的体脂和女性 22％～28％的体脂比例是理想的。运动员会由于肌肉量的增加而低于这个比例。你会因为年老而丢失肌肉，体脂的比重增加。不管体脂的数量有多少，位于这个理想范围还是高于这个理想范围，你都会有足够的脂肪来储存健康脂肪酸、有色化合物、抗氧化维生素和细胞分泌因子，发挥帮助身体抵御感染等有益功能。减少过量的脂肪，特别是上身脂肪，你将会减少罹患常见慢性病的风险。

颜色编码有何帮助

如果你的体脂过量，颜色编码与个性化制定的蛋白质和能量摄入一起，是你减少多余脂肪改善健康所能做的最简单的事情。颜色编码会以健康的方式减少总能量的摄入。

芬兰的一个小镇最近展示了颜色编码的好处。这个小镇的人常常死于心脏病。居民告诉镇上的市长，诺思·卡雷利亚，他必须要做点事情来改变这种状况。政府制定了包括使用自行车道和其他鼓励健康生活方式的计划。在膳食方面，只有一个简单的策略——增加水果蔬菜的摄入。不管任何时候镇上有人在餐厅订餐，主菜付费，但所吃的水果蔬菜是免费的。镇上居民的体重、胆固醇、甘油三酯和其他营养指标都得到了改善。因此，颜色编码不仅仅是个人的重要策略，同时也是一个公共健康策略。

后面几章，你会看到颜色编码是如何与减少许多慢性病的风险和严重程度联系在一起的。

心脏病、胆固醇和你的 DNA

20 世纪 80 年代，南加州社交聚会时，优雅的鸡尾酒聚会总离不开谈论两个数字：房地产价值和胆固醇指数。人们为他们在飞涨的房地产市场赚取的利润而沾沾自喜，他们也同样为改变膳食和生活方式后血胆固醇水平下降而感到自豪。

大多数人知道胆固醇是心脏病发作的病因，但是因果关系并不总是如此。我所在大学的一位教授的胆固醇指数超过 300，活到了 80 多岁也没有得心脏病，而许多健康的人只有临界高胆固醇水平（200～220），且在 50 多岁时出现了心脏病发作。胆固醇是心脏病的一个重要因素，但不能说明一切。根据随着年老出现很多慢性疾病的情况来看，心脏病几乎总是基因与膳食互作的结果。

制药行业总是乐于向医生和病人传播高胆固醇与心脏病有关系的说法，从这样的努力中获得了巨大的利润，因为用药物降低胆固醇的费用昂贵并可大量开处方药。许多降胆固醇药物的广告在误导公众，因为过分地简单化了胆固醇和心脏病之间的因果关系。你不会看到演员在这些广告中扮演超重的终日懒散在家的人看着电视吃着油腻的奶酪三明治。他们会扮演虽有高胆固醇水平且拥有健康生活方式的健康人，这给人的印象是，高胆固醇水平的解决办法只有药物治疗。

这些药物在心脏病人或有心脏病发作风险病人的治疗方面有作用。这样做的结果对我们的健康保险体系带来了巨大的成本。在一般人群中预防高胆固醇，还有低成本的选择。理解这样的选择要先从理解基因和膳食的互作是如何产生高胆固醇和心脏病开始。

什么是胆固醇？

虽然胆固醇在心脏病发作的社会氛围中受到了极大的重视，但许多人并不知道它是一种什么物质，它如何增加心脏病的风险？胆固醇是一种脂肪，只产生于动物体内。虽然任何动物组织都能产生胆固醇，但大部分还是在肝脏生成。含有胆固醇的食物并不是这种营养素的唯一来源，因为肝脏在原料充分保障时可以产生体内胆固醇的75％多。胆固醇在肝脏的产生和转运到身体其他组织是在精确的控制下进行的。胆固醇作为体内许多代谢过程中的一个关键分子，它的生成和排泄受到最严格的调节控制。

胆固醇在体内有许多作用。它是制造皮质醇、孕酮、睾丸激素和雌激素的原料。它也是细胞膜的结构成分，形成造骨维生素D也需要它。

植物不含胆固醇。许多植物性食物（例如大豆）含有一种叫做植物固醇的化合物，可以阻止胃肠道吸收胆固醇。目前，推荐含有植物固醇的食物来减少血液高胆固醇水平。可是，古代人采食低胆固醇植物性膳食，不得不找到保存和维持胆固醇的方法来保证身体细胞充分获得所需要的胆固醇。我们的祖先不只是摄入少量的胆固醇，他们食用的大量植物性食物阻止胆固醇的吸收。富含肉和奶制品，而水果蔬菜少的膳食与这种基因结合，就是制造高胆固醇的处方。

像其他脂肪一样，胆固醇不在血液中溶解（血液是以水为基础的），必须结合到蛋白质上被转运。有两类胆固醇的蛋白质载体，一种是LDL（低密度脂蛋白），是血液循环时存放胆固醇的；高密度脂蛋白，或HDL，在通过营养细胞的广大血管网络时，捡取胆固醇，将其运回到肝脏来合成胆汁，消除胆固醇。可以把LDL想象称为胆固醇的分配者，满载着胆固醇离开肝脏，向全身卸载胆固醇。可以把HDL看作是胆固醇的清除者，拾取多余的胆固醇，带到肝脏来处理。

LDL 容易被氧化，意味着容易受到氧自由基的攻击，此时它本身也变成了自由基，引起血管壁损害。水果蔬菜天然提供阻止氧化的抗氧化剂，这是摄取许多新鲜水果蔬菜如此重要的一个原因。

HDL 更稳定，不容易氧化。有证据表明，正是氧化的 LDL 胆固醇很容易沉积在动脉管壁上，而不是胆固醇本身，从而引起冠心病。

如果你还没有按照建议改变膳食，测测你的胆固醇水平是一个好主意。这种快速血液测定的结果会帮助你了解是否有高胆固醇的遗传倾向。如果有，在得心脏病以前就改变膳食。总胆固醇水平超过 240 毫克/分升时，警告你需要药物治疗；200～240 毫克/分升的水平可以用膳食和补充剂纠正；LDL 指数是心脏病风险的较好度量。如果高于 160 毫克/分升，药物治疗是好办法。如果降到 130～160 毫克/分升，膳食和补充剂应该可以纠正。HDL 水平至少要在 50 毫克/分升的水平。

大多数血液生化测定也会检测甘油三酯，它是另外一种血液脂肪，水平升的太高，会增加心脏病的风险。理想的情况是你的甘油三酯应在 150 毫克/分升水平以下。

如果胆固醇指数重新升高，应用本书的指导，改变膳食 2 个月，再做一次血液胆固醇水平检测。如果胆固醇水平还没有下降，服用一种叫“红曲”的膳食补充剂应是下一个适宜的步骤。2 个月后再做检测，血液胆固醇指数仍然没有下降，医生可以给你开出降胆固醇的药物治疗处方。所有的处方药物都有某种副作用，应该优先选择最简单实际的方法，如膳食和锻炼。

心脏病的产生

在医学界称为“心肌梗死”的心脏病，这是由于一条或几条给心脏肌肉壁运输含氧丰富的血管被堵塞的结果。这些冠状动脉血管包裹整个心脏，通过弯曲或扭转来营养这个勤奋工作的器官的每一部分。

心脏病有许多致病因子，包括压力程度、血压、同型半胱氨酸和甘油三酯水平和血液凝固倾向。可是胆固醇是一个重要因素，并且是一个容易检测的标记物。胆固醇固定在LDL上，在血液中流动，可以通过冠状动脉的细胞壁。

当氧化的胆固醇被动脉管壁截获时，免疫细胞，一种被称为“巨噬细胞”的白细胞，会移动过来吞噬氧化的胆固醇。这些巨噬细胞吞食胆固醇时就像在宴席上大吃大喝一样，最后，这些巨噬细胞自身爆裂，将胆固醇释放到血管壁表层下的空间里去。

这些胆固醇与特殊的免疫细胞信号一道刺激动脉血管细胞的生长，吸引更多的白细胞到这个区域来加速修复。在血管中生成一种叫做“斑块”的发炎胀块。血斑块最初是出现在冠状动脉内层的可见黄色条纹。在战争和事故中死亡的20多岁的美国男人，在死体解剖时可以看到这些变化。在动脉中形成的斑块也称为动脉粥样硬化。

过去认为胆固醇完全堵塞一条动脉才能引起心脏病发作。通常一条或几条血管的40%被堵塞就可以引起心脏病发作。胆固醇沉积引起的部分堵塞不稳定，会破裂形成血凝块。如果血凝块突然切断流向心脏肌肉区的血流，就会引起心脏病发作。失去氧气供应的心脏肌肉会遭受永久的损害或者死亡。形成血凝块在心脏病发作中起重要作用，意味着胸区疼痛时应该咀嚼阿司匹林。阿司匹林是植物世界的产物，是从柳树皮和其他植物中提取的，可以降低心脏动脉血液中形成的血凝块的黏稠度。心脏病发作时服用阿司匹林会部分阻止血凝块的形成。一旦护理人员到来，会向静脉中灌注能分解血凝块的特殊酶制剂，有时能减少心脏病发作造成的损害。

心脏病仍然是美国人的第一杀手，每年导致70多万人死亡。现代医学技术能够消除冠状动脉的阻塞。如果问题处理的足够及时，会保住心脏病人的生命。得了心脏病后，心脏很少有不受伤害的。心脏的泵血强度会减弱，一次痛苦折磨结束后，另一次心脏病发作的危险继续追近在眼前。

有高胆固醇的基因吗

胆固醇水平对许多膳食影响因素很敏感，如热量、脂肪和纤维摄入。我曾看到我的病人夜游返回和摄入太多的午夜晚餐后出现胆固醇水平突升的情况。肥胖和二型糖尿病会升高胆固醇水平。某些专家把会计师在纳税季节胆固醇水平升高 20%归咎于压力。我认为中式和美式外卖食物同样是共犯。

对于少部分有心脏病的人，定义明确的遗传缺陷应该为此负责。遗传改变会引起已知的 IIA 型高胆固醇血症。基因改变引起血液中携带胆固醇的蛋白质出现畸形，导致过量胆固醇沉积在冠状动脉血管壁上。

以植物性食物为基础的膳食含胆固醇很少，同时还存在许多天然物质阻止胆固醇的吸收和产生。当含胆固醇的食物缺乏时，就容易理解保存胆固醇的基因为何是有益的，这也是在错误环境存在伟大基因的事例。可是，考虑将近 1/4 的美国人（总数约为 5 千 7 百万人）患有冠心病的现实，肯定有多种致病因素。

体内胆固醇水平受到严格的调节。当细胞中胆固醇量增加时，产生胆固醇的速度会降低。某些品系的小鼠精确调节它的胆固醇，不易得冠心病。而另一些品系的小鼠不能抑制胆固醇的合成，最后进食高胆固醇膳食时出现心脏病。这样的遗传变化也在人体中出现。

居住在墨西哥北部的塔拉休玛拉印第安人身体活动多，从植物性膳食中每天平均摄取约 100～150 毫克的胆固醇。他们的血液胆固醇水平一般很低，在 100～150 毫克/分升之间，很少得心脏病、高血压和糖尿病。可是，生活在亚利桑那州南部遗传上类似的同一部落个体，摄取西方膳食，平均每天摄入 300～800 毫克胆固醇，他们的胆固醇水平在 200～300 毫克/分升之间。这些进食现代膳食的印第安人部落是世界上肥胖、高血压发病率最高的人群。塔拉休玛拉印第安人的基因完全适应了墨西哥北部山区积极活动的生活方式，不能适应甜面圈、蛋糕、馅饼和含有脂肪和糖的食物。因此，他们的身体发胖、胆固醇水平升高。

非洲的马赛人却出现了与上述情况相反的模式。他们摄取主要由肉、奶和牛血组成的膳食，胆固醇水平且很低。从未听到马赛人得心脏病，与塔拉休玛拉印第安人比较，他们的胆固醇水平也是低的。他们的体内具有根据胆固醇进食水平升高来调整胆固醇生成的灵敏系统。

我最近在一次会议上碰到了一位优秀的科学家，邀请他到我的办公室，想帮助他改善健康。他的年龄在35岁左右，超重40多磅。我看到他在会议晚宴上沉湎于高脂肉和甜点。我的方案是降低他毋庸置疑的高胆固醇水平，除去他负载的一些多余体重。当我坐下来跟他谈论保持胆固醇的健康水平的重要性时，送回来的实验室化验结果显示，他的总胆固醇水平且只有120毫克/分升！他的某些斯堪的纳维亚血统的遗传天赋在进食高胆固醇食物时能够非常有效地下调细胞的胆固醇生成。

他汀类药物和红曲米

他汀类药物如洛伐他汀是治疗高血脂的最常用药物，抑制生成胆固醇所需要的酶，稳定血管壁的胆固醇沉积，减少了沉积破裂形成血凝块的可能性。虽然他汀类药物能预防心脏病发作，但也产生一些副作用（肌肉痛和肝损害），并且费用昂贵，有时1个月的花费高达几百美金。5千7百万高胆固醇水平的美国人中，只有5百万人使用这些药物。幸运的是，有一种天然物质也有同样的有益作用，但比他汀类药物的花费少，这就是生长在大米上的中国红曲，或者红曲米。它相对便宜和安全，能有效降低胆固醇。

一天花费几便士的红曲就能降低心脏病死亡率30%。我希望有一天红曲能成为一种众所周知的价廉质优的营养补充剂，并代替他汀类药物。

其他有降低胆固醇作用的植物化合物还有在大豆和其他豆类中发现的植物固醇、柠檬油和橙皮中发现的柠檬苦素类化合物、在植物油如米糠油中发现的生育三烯酚。植物油中也含有维生素 E。

载脂蛋白 B

一旦肝细胞生成胆固醇，就需要附着在蛋白质上来运出细胞。从肝细胞运出胆固醇的蛋白质就叫载脂蛋白 B，缩写为 Apo B。在胆固醇被释放到血液时，这种载脂蛋白结合进 LDL 颗粒中。已经发现有些人比其他人的 LDL 含有更多的 Apo B。带有制造小密度 LDL 基因的个体通常甘油三酯的水平高，HDL 的水平低。至少一项大型研究发现，带有小密度 LDL 的人与带有大密度 LDL 的人相比，心脏病的风险显著升高。

古代膳食缺乏胆固醇小密度 LDL 是好事情，较小的颗粒能更容易通过细胞壁来给组织输送所需要的胆固醇。现在人类沉湎于摄取许多高脂、高胆固醇的食物，LDL 变成了负担，不再成为优势。某些研究表明，改变膳食和开展锻炼能增加 LDL 的大小，降低心脏病风险。经常使用降胆固醇处方药物——他汀类药物能增大这些 LDL 颗粒。高剂量的烟酸，一种 B 族维生素，有时也用来治疗高胆固醇，能够增加 LDL 的大小。

脂蛋白（a），缩写为 Lp（a），是一种携带胆固醇的蛋白质，很像 LDL。这种蛋白质水平上升也与心脏病风险升高有关系。某些研究认为，只有总胆固醇和甘油三酯水平同时升高时，才会有风险。Lp（a）的水平在每个人体的一生中是稳定的，个体之间的水平差别且可以高达几千倍，这表明基因主要决定 Lp（a）的水平。

Lp（a）的外表面上漂浮着另一种蛋白质——载脂蛋白 Apo（a），只有 Lp（a）才有 Apo（a）。Apo（a）结构上类似于一种促进血液凝固的分子。Lp（a）携带 Apo（a）的作用可以解释高 Lp（a）为何会增加心脏病风险。

我们对 Lp（a）了解得还不够。可能在某些情况下，它是一个更为重要的风险因子，因为遗传不同的 Lp（a）对血凝过程的作用不同。B 族维生素烟酸、鱼油和雌激素有时也能降低 Lp（a）的水平，但作用并不一致。如果血液 Lp（a）水平升高，就大胆地把 LDL 胆固醇水平降到 100 毫克或更低。Lp（a）升高的风险取决于胆固醇和甘油三酯水平的升高。如果你有遗传的高 Lp（a）水平，要确保你的血液胆固醇和甘油三酯水平得到严格控制，从而减少心脏病的风险。

极低密度脂蛋白，被称为 VLDL，主要携带甘油三酯，但也含有 20％的胆固醇脂。VLDL 具有特征性的表面蛋白—载脂蛋白 E（apo E）。编码 apoE 的基因具有多态型（有多于一种表达方式），三种常见的多态形式：apo E_2，apo E_3，apo E_4，反映了不同的心脏病风险。

E_4和 E_2的双份拷贝（从每个父母亲获得一份拷贝）增加了心脏病的风险。30％欧洲人的染色体只有单份 apo E_4 的拷贝，只有 7％的人有 apo E_4 的双份拷贝，4％的人有 apo E_2的双份拷贝。80％的欧洲人至少有一份 apo E_3 的拷贝，39％的人有双份拷贝。越往欧洲北部走，apo E_4越多见。瑞典人和芬兰人有 apo E_4的人比意大利人多三倍多。40％ 的非裔美国人、玻利尼西亚人和非洲人具有 apo E_4 多态型，而 50％新几内亚人有 apo E_4 多态型。亚洲人 E_4的发生率最低，约为 15％。

在这些人群中观察到的基因—营养互相作用与人们的期望相符合，有利于人们能够了解每种形式的 apo E 的作用后果。从欧洲南部向北部移动时，心脏病的发病率升高，这大致与人群中 apo E_4的出现频率成比例。只要新几内亚人保持植物和灌木瘦肉的膳食传统，就不会出现心脏病发病率升高的情况，如果转变成西方膳食，他们患心脏病的风险会升高。

同型半胱氨酸

1969 年，基尔默·麦卡利博士，马塞诸塞州波士顿总医院的病理血家，调查一个 8 岁男孩的死因。男孩死于中风，这样幼小的孩子得这样的病非常罕见。麦卡利博士最后没有找到真正答案。几年后这个男孩的姐姐在 30 多岁时出现了心脏病发作，勾起了麦卡利博士对男孩死亡的回忆。当他检查这个女孩时，注意到她的一只眼球出现移位。他回忆起最近读过斯堪的纳维亚医学杂志上的一片文章，曾经讨论过一种引起眼球移位的遗传性疾病。这篇文章谈到，天生带有这种疾病的人可以通过尿液检出高水平的一种叫做“同型半胱氨酸”的蛋白质来诊断。

麦卡利博士在做了一些医学检查后发现，男孩和他的姐姐确实有高水平的同型半胱氨酸，还有严重的早期动脉粥样硬化。他提出了高同型半胱氨酸与血管疾病之间存在因果联系的理论。当麦卡利博士把这样的思路介绍给他的上级时，像创新者常常遭遇到的一样，医学中心的行政官解雇了他。他感到困惑，去了罗德岛美国退役军人管理局医院，在那里默默地进行了 20 多年的实验研究，给同型半胱氨酸—心脏病关系理论提供了可靠的支持。随后的大量研究不断支持了麦卡利博士的理论。

同型半胱氨酸是身体用来建造蛋白质的许多氨基酸中的一种，膳食中没有发现同型半胱氨酸，它在体内产生，是用来合成蛋氨酸和胱硫醚的关键成分，后者可以转化成一种重要的抗氧化剂——“谷胱甘肽”。细胞需要这些氨基酸来制造谷胱甘肽和新遗传物质。三种 B 族维生素：叶酸、维生素 B_{12} 和维生素 B_6 共同调节同型半胱氨酸转化为蛋氨酸和胱硫醚。

植物蛋白比肉类蛋白含蛋氨酸少。古人膳食是以植物为基础，比现代膳食含蛋氨酸低，身体选择了能使同型半胱氨酸合成蛋氨酸的能力达到最佳化的基因。B 族维生素和叶酸协助酶完成这种功能，同样也在植物性食物中大量存在。现代膳食与古代膳食正好相反，富含蛋氨酸，很少含叶酸。受数个基因的影响，约10%的人群具有高于正常同型半胱氨酸水平的遗传倾向。现代人的膳食再次导致基因一膳食的失衡。

心脏病发作的病人静脉注射蛋氨酸，25%～40%的人最后出现高同型半胱氨酸水平，充分证明这些人摄取蛋氨酸过于丰富的食物（肉和奶制品），而不是 B_6 和叶酸丰富的食物（蔬菜和全谷物），遗传上易受高同型半胱氨酸的影响。研究者已经接近掌握引起同型半胱氨酸升高的确切突变。膳食中缺乏充足的 B_6、叶酸和 B_{12} 会延缓同型半胱氨酸向蛋氨酸的转化，促使机体出现高同型半胱氨酸水平升高的趋势。

斯堪的纳维亚妇女比其他人更有可能患一种罕见的免疫疾病，妨碍胃肠道吸收 B_{12}。这种遗传缺陷会引起恶性贫血——缺乏维生素 B_{12} 的罕见病例。超过 65 岁的人也存在维生素 B_{12} 吸收方面的问题。维生素 B_{12} 和叶酸之间存在重要联系。只有在膳食或遗传产生维生素 B_{12} 缺乏的情况下，大量摄取叶酸（400～1000毫克）会产生神经损害。医生在常规诊疗时可以比较容易地检测出维生素 B_{12} 缺乏和恶性贫血，采用常规注射 B_{12}、舌下（舌下溶解）和鼻内（滴入鼻子）用 B_{12} 制剂就可以纠正这种缺乏。采用这些方法时，B_{12} 不通过胃部吸收而直接进入血流。

正像糖尿病蓄积脂肪的遗传倾向困扰现今食物过量时代的人类一样，如今蛋氨酸摄入增加、叶酸和 B_6 摄取下降致使心脏病风险升高同样困扰着人类。高同型半胱氨酸水平也与 DNA 损伤和癌症风险升高有关。

纤维蛋白原、发炎和感染

纤维蛋白原是血液中的一种蛋白质，形成血凝块需要它。纤维蛋白原水平的慢性升高增加患心脏病的风险两倍以上。男性比女性更倾向于高纤维蛋白原水平，非裔美国人比高加索人的纤维蛋白原水平高。

吸烟增加纤维蛋白原的数量，戒烟后会下降。著名的美国弗明汉心脏研究项目调查了几千名男性的生活方式和膳食选择，来探讨这些因素与心脏病之间的关系。心脏病风险升高的一半原因归咎于吸烟增加了纤维蛋白原。年纪变大、肥胖、糖尿病、更年期和高 LDL 水平均与纤维蛋白原水平升高有关系，都会增加心脏病风险。

血凝块破碎的过程被称为“纤维蛋白溶解”，在高心脏病风险的人群中这一功能受到损害。大多数心脏病发作出现在星期一早上九点钟。原来在一周的这个特殊的压力时间，血小板，一种与纤维蛋白原一起形成血凝块的血细胞，此时的黏度达到最大。锻炼、减肥、戒烟通常会足以降低纤维蛋白原水平，并恢复正常的纤维蛋白溶解。

血液凝固也受发炎过程的影响。发炎会在损伤、感染和受到刺激部位产生红肿、发热和疼痛。血细胞和体液聚集引起肿胀、反过来引起疼痛、发热和红肿。发炎令人烦恼，但也是必要的，它是身体自愈的一种过程。

发炎并不总是出现发炎症状。在特定的时间，全身都可以找到发炎区域，这是身体在进行必需的维护工作。有时候，炎症反应过度，致使本来的一个自愈过程却对健康组织造成了伤害。自身免疫性疾病，如风湿性关节炎、狼疮、克罗恩病，是发炎过程过于活跃和方向错误所导致的。

冠状动脉形成斑块也是一种发炎过程。哈佛大学公共卫生学院开展的两个主要研究项目发现，作为机体发炎标志的 C 反应蛋白与心脏病风险升高 2～5 倍有关系。这些研究指出，免疫系统感知到血管壁存在需要修复的损伤，白细胞被调到冠状动脉的内表面，在迁移到血管壁内吸收胆固醇以前，白细胞黏附在血管壁内表面，叫做“胞内黏附分子”的血液特殊蛋白参与发炎过程，增加了血管壁内表面的黏着力。有趣的是，同一分子在癌症形成中也发挥作用。世界上的研究发现，同一国家会出现心脏病和癌症同时高发的情况，充分说明发炎和感染在这两种疾病的发生和发展当中起作用。

新的研究显示，慢性感染和心脏病常常出现在同一人体中。这样的感染包括肺炎衣原体（通常与盆腔感染有关），幽门螺旋杆菌（与胃溃疡和胃癌有关），单纯疱疹病毒（是唇疱疹和生殖器疱疹的病因）和巨细胞型病毒（常由猫粪便传染到人体）。这些病菌可能在寄生在人体中不会产生明显的感染症状，但在冠状动脉血斑块中发现了这些病菌。也许它只是被截留在那里，但也可能刺激免疫系统和发炎过程。

这里，我们再次看到了基因与环境之间的冲突。数千年来，人类在营养不良的环境中与感染疾病作斗争，积极的炎性反应和血凝系统提供了防止感染的良好保护。与古代以植物性食物为基础的膳食相比，现代膳食的脂肪类型不平衡，与这些高度敏感的系统相互作用，促使发炎超出了健康平衡的范畴，致使一个保护和治疗的正常过程最后且以巨大伤害结束。

阿司匹林是一种稀释血液的药物，可以控制发炎，在预防心脏病方面具有惊人的效果，阿司匹林也能抑制结肠癌的生长。这再次显示发炎是癌症和心脏病的共同根源。如果不刺激胃，每天可以服用婴儿剂量或一半成人剂量的阿司匹林。作为癌症和心脏病的潜在治疗药物，新型的 COX—2 抑制剂药物正在研究当中。

植物食品的益处

增加水果蔬菜的摄取在预防心脏病方面由许多益处。首先，用单位含热量少的食物代替高脂/高糖的小吃食品，降低了热量的总体摄入量；其次，降低了 ω-6 脂肪酸的负荷，并与 ω-3 脂肪酸取得平衡；第三，获得了带来鲜艳颜色的抗氧化化合物的健康益处；第四，增加了膳食中的膳食纤维，其中可溶性纤维结合肠道中的胆固醇颗粒后将其带出体外；第五，增加了从某些蔬菜所摄取的植物固醇，这些植物固醇与胆固醇在体内吸收中有竞争。此时，你会看到通过摄取营养彩虹——已经所了解的七类植物性食物，你会减少心脏病的风险。

心脏病是可以预防的

在对抗心脏病方面已经取得了巨大的进步。在我早期当见习医生时，看到许多心脏病发作的病人是 45 岁的男人，超重 40 多磅，进食高脂膳食并有抽烟的习惯。现在，保持健康膳食和健康生活习惯的意识增强了，第一次心脏病发作的人很可能是 75 或 80 岁的老年人。

很明显，心脏病一般不是突然出现的。基因和营养之间存在多种互作方式，决定了心脏病发作的发展进程。对这种互作了解得越多，我们就能更好地预防心脏病。

癌症是一种 DNA 疾病

正是人类生命的生死循环维持了世界人口的稳定。人体中几乎所有的细胞都会生活一定时间后死亡。这种细胞的生命周期促使体内组织经常更新，新的健康细胞取代衰老细胞，维护了所有机体器官系统的功能。

每个细胞的寿命编程在基因中。程序性的细胞死亡叫做“细胞凋亡”。以后谈到癌症时，你会经常听到这个词汇。突变会改变基因，关闭细胞凋亡，引起细胞不断增值和生长。如果正常细胞在试管中生长，死亡前会分裂 20 次。许多遗传突变无实际意义也无害，可以被修复，而某些突变会使细胞不能按时死亡，初期癌肿瘤是由变异细胞组成的，可以在正常环境中生长和扩散。癌细胞可以无限次的增值。世界上的实验科学家正在研究过去死于癌症疾病病人的细胞株。

这些癌突变不能从父母亲传给子女，这是人体先天获得性遗传对环境做出的反应。大多数癌症起源于器官细胞的遗传突变，这些器官中的细胞在一生中经常进行快速的自我更替。乳房、生殖器官、直肠、皮肤、胃肠道、肺和膀胱等组织发生致癌突变的机会比较大，由于他们 DNA 的增值频率比其他细胞更快，在复制过程中更容易出现错误。

致癌突变也会出现在经常暴露于毒物和高激素水平的身体部位，因为这些暴露会刺激细胞生长，如直肠、前列腺、卵巢、子宫等部位。这种致癌突变常会自然产生，但只有一小部分突变细胞经由发展、侵袭和转移过程发展到致癌的阶段。你会在后面的阅读中了解这些致癌过程。在心脏病、肥胖和糖尿病的情况下，对癌症易感的这些基因原是进化来用于其他用途的，很可能是用来处理古代狩猎采集者膳食中发现的多种多样的植物化合物的。

人和人之间常见的遗传变异（多态现象）说明，在同样环境下，变异在这个人体内不产生癌症，而对另一个人则会致癌。这就是为什么肺癌并不在每一位吸烟者身上发生的道理。特殊的遗传指纹与癌症发生风险加倍有关联，但是，可以通过膳食改变来控制。在极少数情况下，癌症可以追溯到从父母亲遗传的单个错误基因，但很可能是这种基因、膳食和环境之间的复杂互作关系促进了癌症过程的发展。

癌症是一种文明病

随着发展中国家婴儿死亡率、卫生和营养状况的改善，人类已经大大延长了平均寿命。感染性疾病的危险已经降低，但与衰老有关的慢性疾病且变得越来越普遍。癌症是这些慢性疾病中最可怕的一种。

每隔 17 秒，一个在人口激增时期出生的人将达到 50 岁的年纪，约有 7 千 6 百万的美国人已经超过了 50 岁的年纪。估计未来 10 年，超过 50 岁的 1/3 女性和 1/2 男性会被诊断患有癌症。幸运的是，由于预防、早期诊断和有效治疗，诊断出癌症不一定是生命的末日。最好的情况是，癌症早期诊断会给那些能够更好照顾自己的人是一个急时的预警。

发达国家癌症的发病率比发展中国家高出 5～15 倍。世界上膳食主要由新鲜水果蔬菜和全谷物组成的地区，与由肥肉、精制面粉、油和糖组成的典型西方膳食比较，癌症风险会低许多。当人们从低癌症风险的国家如日本迁移到高癌症风险的国家如美国后，只在一代人中，癌症风险就会暴升。很明显，他们的基因还没有很快适应改变，但在西方国家所摄取的膳食与其基因组成产生强烈互作，增加了癌症的易感性。

许多研究表明，即使发现癌症，采用化疗、手术或放疗后，通过改变膳食和生活方式确实能干预癌症的发生、发展和转移过程。未来几十年，肿瘤学（癌症医学）会继续发展预防癌症、早期诊断和治疗癌症的新方法。通过改变膳食和生活方式会给癌症病人赢得时间来预防或者延缓癌症的致命扩散和发展。

癌症是怎样产生和扩散的

这里描述了癌症是如何从单个细胞变成系统性疾病的简短过程。膳食选择和基因在癌症发展的每个阶段作用不同。

1. 启动/非正常细胞的生长：一个或更多个正常细胞的突变启动了癌症过程。每次细胞分裂会复制突变基因，累积遗传突变。此时，机体防卫瞄准并清除这个或这组细胞，或者这些细胞繁殖形成一个初生瘤。

2. 发展和侵袭：这组非正常细胞继续分裂和扩散，形成初生肿瘤。初生肿瘤生成自己的血管，入侵相邻组织，干扰器官功能。

3. 转移：脱落的肿瘤沿着血液和淋巴系统向器官系统移动，转移到产生初生肿瘤组织的外边，寄生在那里，继续分裂，入侵健康组织。特殊蛋白刺激新血管生长，喂养这些新肿瘤，其他蛋白质则向相邻组织扩大这种初生肿瘤的侵袭和转移。这个过程很像最初受精卵种植在子宫时发生的变化一样。

随着肿瘤细胞的生长，他们打破分隔不同组织和器官的边界。特别肿瘤转移到特别组织。例如，前列腺癌通常扩散到脊椎骨骼，而结肠癌常常扩散到肝。一旦癌症的生长和扩散产生症状，癌生长会导致内部出血、感染和器官功能障碍。

转移意味着癌症的侵袭性扩散。实验室生长的癌细胞株通常取自转移期，因为转移瘤比初生瘤在体外生长得更好。当把人类的初生乳腺瘤细胞种植在小鼠体内，他们在乳脂体生长得最好。如果种植在其他部位，瘤细胞也能生长并形成肿瘤，但生长方式不同。

遗传对肿瘤转移的影响十分复杂，目前了解有限。这些影响包括癌细胞和其他有利于癌细胞生长的广泛突变、编码

DNA 修复的基因、影响免疫活性的基因和编码肿瘤新血管的基因。癌症医学会找到改变这些遗传影响的方法，减缓癌症在体内的扩散。

高风险、低风险：膳食和环境的作用

某些国家的人群癌症风险比其他国家高，这已是一个大家共知的事实。解剖高风险和低风险国家的事故死亡人体时，发现的微小乳腺癌和前列腺癌的数量近似。换句话说，在身体某些部位形成癌细胞是一个普遍现象，是人体正常衰老过程的一部分。对 20～30 岁的人体死检没有发现前列腺瘤。40～60 岁的事故死亡人体，就存在癌前期病害。许多 60 岁以上的正常男性死检时发现了微小的前列腺癌。发展到临床可检出的肿瘤数目在高风险的国家比低风险的国家高 5～10 倍。低风险国家的人也会产生癌症，但癌症侵袭程度低，扩散速度慢。

当妇女从低风险的国家迁移到高风险的国家后，乳腺癌的风险在 15 年内会显著升高。从高风险国家迁移到低风险国家，则刚好出现相反的情况。人体从单个非正常细胞发展到可检出乳腺肿瘤也需要 15 年的时间。似乎膳食在肿瘤形成以后作用更显著，会抑制或刺激肿瘤的生长。

前致癌物到致癌物的转化

科学家并不能很容易地鉴别出那些物质是致癌的或不致癌的，因为许多致癌物质只有经过体内解毒系统（你可能记得它中和植物性食物的毒性化合物）的代谢作用后才会成为致癌物质。这些物质有杀虫剂、烟草化合物、来自烟草和烟熏食物的化合物和杂环胺（烹调食物形成的化合物）。这些物质被酶作用后变成强效的致癌物质，对 DNA 具有强烈的潜在损害作用。当机体暴露于致癌物环境时，某些遗传形式的代谢酶会增加癌症易感性。

可以通过完全回避这些致癌物质，或者通过食用西兰花和比京芽菜增加致癌物灭活酶的活力，减少致癌物暴露。

限制热量来减缓癌症生长

初生癌细胞依赖于与周围细胞的相互作用来维持非常态的生长。营养影响癌症生长的方式之一，就是干预这种相互作用。我们不知道确切的方式，因而也难以给出阻止癌症生长的特殊营养建议。在动物身上有作用的策略是限制热量来延缓癌症各阶段的生长。

利用致癌化合物 DMBA 研究乳腺癌已经有 200 多年了。给出生后 50 天的雌性大鼠胃里罐注 DMBA，与第 12 条染色体上的 DNA 结合，灌注 DMBA 后每个大鼠都产生了乳腺癌。如果在出生后 48 天以前，或者在 60 天以后，灌注 DMBA 的大鼠则不会产生乳腺癌。雌性大鼠出生后 21 天性成熟，乳腺直到第 55 天才发育完善。在这段形成乳导管的时间里，乳腺组织细胞复制出现高峰。

在适当时间暴露于 DMBA 的所有动物最后都会产生乳腺癌。营养策略可以延缓癌症的发生。摄取低热量的大鼠，灌注 DMBA 20 周后产生的乳瘤数量会少许多。抑制肿瘤形成的强度依赖于热量限制的程度。与自由摄食的大鼠比较，减少热量摄取 12%，癌症生长会出现显著下降，而限制 40%的热量摄入，癌症生长会下降 60%。在所有大鼠产生致癌突变的环境条件下，改变膳食会延缓肿瘤的生长，注意到这一点非常重要。对人类来说，这样的延缓理论上会允许癌症病人生存期延长到最后死于其他疾病。

氧化、抗氧化剂和癌症

细胞生长会开启自由基的产生过程，会产生携带额外电子的高活性氧原子，这在前面讨论过。自由基会对胞内结构，包括DNA，产生严重损害，诱发致癌的基因突变。

细胞具有抵御自由基的防卫机制。当暴露于加速自由基生成的促氧化物质时，两个不同染色体的六个部位会出现基因反应。这些基因反应触发细胞内一种被称为“抗氧化剂”的物质产生。抗氧化剂在自由基产生真正毒害以前可以灭活自由基。

虽然体内可以产生许多抗氧化剂，但还必须从吃的食物中吸收其他抗氧化剂。还有部分抗氧化剂既可以在体内产生，也可以通过膳食获取。摄取的大多数抗氧化剂来自水果蔬菜。通过实验研究各种抗氧化剂灭活自由基的作用，我们可以发现那种抗氧化剂控制氧化的效果最好。

植物是在不含氧的大气中进化而来。当植物把阳光转化为能量时，吸收二氧化碳，产生氧气，增加了大气中毒害植物细胞的氧气。植物为应对这种大气变化，形成了抗氧化剂的防卫机制。当摄取植物食物时，人类也获得了这些原来用于保护植物自身的抗氧化化合物。

动物实验表明，缺乏抗氧化剂可以致癌，给动物补充抗氧化剂，可以抑制癌症的发展过程。从耗尽抗氧化剂（或者耗完细胞制造抗氧化剂的营养素）的动物身上摘除肿瘤，检查发现它们的细胞已经受到了活性氧化和 DNA 损害的影响。给这些动物额外补充维生素 C 和维生素 E 可以抑制癌症的生长过程。DNA 损伤和膳食抗氧化剂数量不足引起的致癌作用可能促进了人体和实验小鼠的癌症发展。

为何烟草并不总是引起癌症

动物实验和人群遗传研究支持某些人的肝脏解毒系统过分活跃更易患癌的理论。活跃的肝脏解毒系统非常适宜处理古代膳食中大量存在的有益或有害的植物化合物。缺乏水果蔬菜的现代膳食让这些酶无事可做，而且氧化多饱和脂肪、来自焦肉的化合物和其他膳食和环境毒素。氧化过分活跃会把无害的化合物转变为有效的致癌物质。

当科学家研究抽烟与肺癌之间的联系时，不得不考虑某些吸烟者并不得肺癌的事实。85％的肺癌和35％的其他癌症与吸烟有关系，但不是每个吸烟者都会得肺癌。可能许多基因增加吸烟者对肺癌的易感性。要把这些基因全部找出来还需要很长的时间，但是已经完全了解了其中的几个基因。

一种位于肺细胞表面叫做“芳香烃受体”（AhR）的蛋白似乎涉及吸烟与肺癌的关系。大约15％的正常人群具有编码一类对烟草致癌化合物有更高亲和力的AhR基因，意味着易受攻击细胞的AhR更有可能结合致癌化合物，产生能显著增加吸烟者罹患肺癌风险的加合物。

当我审查这个研究结果时，我突然想到“芳烃受体”不可能是进化来结合烟草化合物的，因为5万年以前还没有烟草。这种受体一定是进化来结合植物性食物中发现的某种特殊化合物的。实际上，除了结合烟草中发现的化合物以外，这个受体还能结合多种物质。我们的实验室通过限制蛋氨酸、叶酸和胆碱的摄取制造了癌症，肝细胞存在过量的芳烃受体和被称为“细胞色素P450 1A1酶”，这些物质把烟草中化合物激活成了致癌物质。

增加癌症风险的膳食模式

将来，我们有可能检测出癌症发生前的基因变化，如编码激活致癌物或导致DNA无法修复的酶基因改变，这是一种能显著改善现代医学防癌能力的早期诊断。我们也将识别出具有多态基因的高癌症风险的个体，即使摄入同样的食物，暴露在同样的环境毒素条件下，这些人比其他人患癌的风险更大。

这并不意味着在找到办法以前毫无办法。估计1/3的癌症病例与膳食因素有关。营养与胃癌、结肠癌、乳腺癌和前列腺癌的关联特别密切。常见的膳食模式会增加大多数人的癌症风险。我们已经充分掌握这些膳食模式带来的有关变化。营养过剩（摄入太多的热量）、缺乏来自水果蔬菜的抗氧化营养素和脂肪酸不平衡会刺激细胞更快复制，增加发生正常细胞转化为癌细胞的危险突变的机会。

肥胖

美国癌症协会 30 年前曾赞助一项研究那些生活方式会增加癌症风险的项目。这项涉及 75 万人的大型研究发现，肥胖显著增加乳腺、结肠、卵巢、子宫、胰腺、肾脏和膀胱癌的风险。

缺乏水果蔬菜

世界上人群研究，特别是考虑一个群体的部分成员迁移到另一个地区后所发生变化的研究，已经提供了大量的证据充分表明，每天食用一磅水果蔬菜会显著降低肺、食管和胃癌的风险。吸烟者也受益于水果蔬菜中所含的植物化合物。在日本，食用绿色和黄色蔬菜的吸烟者比不吃这些蔬菜的吸烟者的肺癌风险低。

总而言之，70 多项研究充分证明水果蔬菜是癌症的重要预防物质。30 项胃癌研究中 28 项、19 项结肠癌研究中的 15 项、14 项食道癌研究中 12 项、13 项肺癌研究中 11 项和 13 项乳腺癌研究中的 9 项研究表明，如果每天食用水果蔬菜，会显著降低患癌的风险。

缺乏微量营养素

膳食影响癌症发生、发展和扩散过程的每个步骤。根据现代药物偏向医学信奉的“魔法子弹”的思路，研究者检查了食物中的特殊微量营养素成分，想确切找到何种化合物具有有益作用。微量营养素包括维生素、矿物质和植物化合物（植物中发现的化合物，不属于维生素和矿物质，但在体内具有明确作用）。

植物性食物，包括水果、蔬菜、调料、药草和全谷物是最好的抗癌微量营养素的食物来源。水果、蔬菜含有植物化合物和其他的植物活性化合物，具有抗炎、抗氧化和抗肿瘤的作用。

一些植物微量营养素的防癌效果

微量营养素	效果
钙（补充剂）	抑制胃肠道吸收致癌物质；延缓胃肠道细胞正常分裂速度，预防直肠息肉和癌症的发展
茶多酚（绿茶、红茶）（补充剂）	强效抗氧化剂，抑制新肿瘤血管生长。在某些情况下，具有抵抗促癌激素的作用
莱菔硫烷（绿色）	增强肝脏分解和排出致癌物质
鞣花酸（红色/紫色）	阻止致癌物质与 DNA 的结合
柠檬苦素类化合物（黄色/橙色）	抑制激活癌细胞生长所需胆固醇合成
维生素 E（全谷物、坚果和油籽）	中和肿瘤发生发展过程中涉及的自由基，增强免疫系统（对抗癌症方面发挥重要作用）
类胡萝卜素（橙色、红色、黄色/绿色）	改善细胞间信号交流，帮助细胞抵抗癌症扩散
染料木黄酮（一种大豆异黄酮）（蛋白质）	促使程序性细胞死亡，提醒细胞死亡为健康新细胞让路；抑制形成营养生长肿瘤的新血管
大蒜烯丙基硫醚（白色/绿色）	调整 DNA 聚合酶的活性
叶酸（黄色/绿色）	纠正 DNA 甲基化的不平衡

这些化合物实际上组成了抗癌药品，以多种方式影响癌症形成和生长的过程，其中的一些已经制成了补充剂。没有一种抗癌

制剂可以保证人的一生不得癌症。当计划理想的抗癌膳食时，需要考虑整体膳食由各种食物组成，含有不同的化合物，而不是试图分离单个成分来作为预防或治疗癌症的制剂。

某些微量营养素通过阻止致癌物质接触 DNA 来抑制肿瘤的产生，可能抑制只有通过活化才能变成致癌物质的化合物活化（常常叫做前致癌物）。异硫氰酸是一种花椰菜中发现的植物化合物，抑制细胞色素 P450 对前致癌物的活化来发挥防癌作用。在 450 多种植物中发现的一大类叫做“硫代葡萄糖苷”的化合物可以在体内转化成异硫氰酸。估计美国和加拿大人每天膳食摄取约 30 毫克硫代葡萄糖苷，日本人约为 112 毫克。

封阻剂增加致癌化合物的分解速度，或捕获致癌物使其不能刺激癌细胞的产生。绿洋葱、红卷心菜、羽衣甘蓝、比京芽菜、花椰菜能显著加速分解致癌物的酶活动。

许多植物化合物不只有一种抗癌作用。比京芽菜和花椰菜中发现的植物化合物—莱菔硫烷诱导酶活性升高，促进另一种抗氧化剂——谷胱甘肽的形成而发挥抗氧化剂的作用。

癌症研究者经常问我为何不能分离食物中的活性成分来制造新药，我对他们的回答是，营养素间的互作对前癌细胞和癌细胞的作用至关重要。致癌过程非常复杂，涉及许多步骤，全食物的作用方式多种多样，影响致癌过程每个步骤所涉及的因素。

我常常举癌症化疗的例子。化疗使用几种药物，每种作用机理不同，获得的效果比单一药物好得多。如采取主动攻击治疗时，多药化疗是治疗癌症的最好选择。这是肿瘤学家实验用不同药物组合治疗霍奇金淋巴瘤时发现的。自从建立这种被称为 MOPP（治疗用药的首字母缩写）的疗法以来，大多数常见癌症也应用了类似疗法。

科学家不关心这样的具体治疗方法，因为他们通常采用特殊方法来做研究。他们把单个药物或营养素的治疗效果与根本不治疗进行比较。要研究全食物对癌症风险和发展过程的影响，就需要改变研究方法。我认为使用生物标记物可以显示治疗的效果如何。就像胆固醇作为有效的生物标记物来表示膳食如何影响心脏病发生风险的情况一样，我相信会建立表示癌症风险和发展的生物标记物。目前，像PSA（前列腺特殊抗原）类似的标记物在跟踪前列腺癌的临床过程是很有用的，但还没有显示膳食如何影响它。

脂肪和脂肪酸平衡

大量研究已经表明总脂肪摄入与癌症有关系。贝勒医学院的霍默·布莱克医学博士和他的同事开展了皮肤癌病人的研究。一半病人吃高脂食物而另一半病人转为低脂食物，结果发现低脂食物组新皮肤癌的数目只是高脂食物组新皮肤癌数量的一小部分。脂肪以多种方式促进癌症的形成和扩散。来自蔬菜和种子油的不饱和脂肪可以被氧化，增加体内自由基的负荷。食用高脂食物会引起肥胖和营养过剩，因为每克脂肪所含的热量是蛋白质和碳水化合物的两倍多。

癌症的最新研究进展揭示，不是总脂肪量，而是脂肪的类型主要在起作用。改变实验动物饲料中的脂肪类型会对癌症生长产生明显的影响作用。富含ω-6脂肪酸的膳食油脂促进癌症生长，而提供ω-3脂肪酸的油脂抑制肿瘤生长。饲喂富含ω-6脂肪酸饲料和免疫功能差的动物接种人体肿瘤后会扩散，而饲喂富含ω-3脂肪酸饲料的则不会扩散。ω-3脂肪酸具有抵抗ω-6脂肪酸的促炎作用，具有良好的生理意义。自从发表阿司匹林和非固醇抗炎药（NSAIDs）的抑癌作用的研究结果以来，癌症和炎症之间的联系已经引起科学界的极大兴趣。泼尼松是一种有效的抗炎固醇类药物，肿瘤学家有时用来延缓癌症生长。

用益生菌调节免疫功能

地球表面的细菌数量多于任何其他有机物。每个人体内寄生有近 1000 亿的细菌。这些高适应性的微生物与人类和周围动物相处十分和谐。

许多细菌是有益的，一部分是人体生理的天然有益组成部分。细菌以两种方式发挥作用：一些种类促进成长儿童的免疫系统发育来增强机体防卫功能，而另一些种类寄生在消化道，与人体宿主形成共生关系，帮助消化某些纤维和不能食用的食物。细菌产生的化合物促进结肠正常细胞的生长。

现代技术已经可以创造无菌环境。在无菌环境中生长的动物不能形成健康的免疫系统。一旦离开无菌环境，就极易形成感染。在正常细菌存在的环境下养育的动物，会发展出较完善的免疫系统，能够防止各种细菌的侵害威胁。细菌暴露会锻炼幼年动物的免疫系统。

冰箱没有发明以前，所谓的有益菌在牛奶中培养保存。白软干酪、酸奶和黄油乳就是这种发酵过程的产物。当食用这些食物时，这些细菌的某些品系——如嗜酸乳酸杆菌和双歧乳酸杆菌寄生在胃肠道，增强免疫功能，与入侵胃肠道的有害菌和其他有机物竞争。

虽然我们不清楚这些有害菌和其他有机物在致癌和促癌中发挥的具体作用，但研究显示经常食用含益生菌食物的人寿命更长，某些癌症的风险更低。1908 年，一位俄国科学家把保加利亚农民的长寿归因于食用酸奶和其他发酵奶制品的习惯。

更直接的防癌效果是益生菌能阻止结肠致癌物质的生成。当发挥消化作用的胆汁酸流入结肠时，有害菌会将其转变为致癌的次级胆汁酸。益生菌天然阻止这种过程的发生。益生菌会产生短链脂肪酸如丁酸，会调节正常结肠细胞的生长和死亡。结肠产生的致癌物会直接损害结肠细胞的 DNA，促进结肠癌的发生。乳品发酵可以预先消化乳糖，这就是为何乳糖不耐症的人食用细菌活体培养的酸奶不会有问题的原因。一些白软干酪、酸乳酒和甜酸奶是极好的益生菌来源。

早期诊断的重要性

使用现代医疗技术，我们能比以前更早地发现和治疗癌症。乳房X线照相术用于乳腺癌检查，PSA水平用于前列腺癌诊断，巴氏早期癌变涂片用于子宫颈癌诊断，结肠镜检查用于结肠癌诊断，子宫内膜活组织切片检查用于子宫癌的诊断。采用这些检查可以在肿瘤生长的很早时期发现癌症。结合考虑基因的正确膳食预防措施，早期诊断和治疗意味着彻底的癌症治疗。

衰老、性欲、记忆功能和DNA

生命被嘲讽为典型致命的性传播疾病。可是，现代医学发展会使我们有一天能延缓这种衰老过程本身，好像它是一种慢性疾病。衰老研究的目的是帮助人类以最佳的生活质量，活的尽可能长，在享受最长寿命以后才出现死亡。

为什么我们会衰老

为什么我们会衰老？自有历史记载以来，这个问题就一直激起人类的极大兴趣。为什么自然设计不容许我们以良好的健康状态度过一生？一直是绷紧的皮肤、明亮的眼睛、灵活的关节、敏锐的思维、头发保持原来的颜色、肌肉结实、身体有活力。机体衰老在细胞水平究竟发生了什么变化？有什么办法来延缓或阻止它的进展？任何肯定的回答都会说：还有一段长路要走。世界上开展的蠕虫、果蝇和小鼠实验正在帮助人们了解某些引起衰老的基本过程。

任何超过40岁的人都会体验到衰老以多种方式改变了人们的身体和大脑。一些改变是轻微的，而另一些则不是轻微的。我们看到有些人的外表和行为似乎比他的实际生理年龄年轻许多，而另一些人的外表则要比实际年龄大许多。遗传变异能解释其中的一些差异，但是营养-基因互作也有显著的影响。这也特别适用于某些衰老相关性疾病：骨质疏松，各种形式的精神衰颓、或痴呆（包括阿尔茨海默病）、与衰老有关的眼部疾病、白内障和黄斑变性。

我们已经比过去活得更长了

不论衰老过程的原因是什么，人类的寿命已经比地球最初的人的寿命显著延长了。在罗马帝国时代，能活过 25 岁的机会渺茫。如果你生在 19 世纪末，预期会活到 45 岁。生在 20 世纪早期的人，寿命平均在 60～70 岁。今天出生的小孩会健康地活过 100 岁。20 世纪以前的寿命增长主要源于感染疾病和早期心脏病的预防和治疗水平的改善。

记载的人类最长寿命是 122 岁零 6 个月。由于缺乏出生记录，一些将近活到 130 岁的记录还未被证明。随着对衰老过程的不断深入研究，人类的平均寿命会延长，也许某一天，人类会神智健全地活到接近人类能够活的最大年岁。

衰老理论

衰老远不是身体的简单磨损。你可能听过一个老年妇女因右膝酸痛去看医生的故事。医生检查后，只是轻轻地告诉她没有办法，这些酸痛正是衰老的一部分。老人回答到，照你的话说，我的左膝跟右膝一样衰老，为什么不酸痛！

科学家调查了许多寻求解开衰老秘密的领先研究，得出了几个令人鼓舞的结论，都有生理意义，但未真正回答问题。每个理论可能都存在某些真实性，进一步的发现会发现这些理论之间的联系。

端粒缩短

正常细胞每次分裂，都会丢失 DNA 链一端的一小块遗传物质。这些染色体端的小块 DNA 叫做“端粒”。正常细胞对每次细胞分裂丢失少量端粒有计划程序，以致细胞分裂 20 次后不再分裂，此时细胞死亡，为年轻细胞让路。端粒酶帮助 DNA 在细胞分裂后接回到 DNA 链。发现每个细胞都有制造端粒酶的遗传结构，某些东西阻止所有细胞的端粒酶产生活性。而癌细胞、精子细胞和再生小肠壁的细胞的活性端粒酶使细胞无限繁殖——逃脱死亡。

你可能注意到家庭长寿或不长寿的倾向。如果你的祖父母和他们的兄弟姐妹活到了 80 多岁或 90 多岁，你能活到这样大年纪的机会也大，这难道不有趣吗？请教一些基因研究专家，问是否能依据端粒的长度估计寿命？较长的端粒意味着较长的细胞寿命，细胞寿命较长意味着机体的寿命较长。可是小鼠的实验不支持这样的假设理论。具有较长端粒的小鼠品系并不比有平均端粒长度的小鼠活的更长。

端粒决定寿命的理论还有其他漏洞。虽然端粒酶的调节在衰老中扮演一些作用。已经发现与年纪相对应的变化——肌肉虚弱、关节炎、心脏病、皮肤和头发变化、智力功能下降与端粒缩短无关。癌症具有缺乏端粒缩短的特征，随着衰老它频繁发生。最近研究端粒酶失活来抵抗癌症细胞的生长，但是要了解这个过程如何影响人类衰老还有很长的路要走。

细胞周期检测点和 DNA 突变

几个不同的衰老理论提出衰老的一个关键过程是线粒体和染色体 DNA 的损伤。他们都有各自遗传于母亲的 DNA，线粒体或染色体的 DNA 突变会干扰细胞功能。老汽车的发动机会比新汽车的发动机产生的污染物多。随着年纪增大，我们的线粒体引擎会发生同样的转变。我们变老时，线粒体的效率降低，在把糖转化为能量的日复一日的工作过程中，将产生更多的自由基。衰老时，线粒体过量释放氧化分子，加之中和这些化合物的能力下降，基因变化会不断累计。

位于美国加州拉霍拉地区的斯克利普斯研究院，最近的一项研究考察衰老对皮肤纤维原细胞的6000个不同基因的影响。皮肤细胞的样本取自青年人、中年人、老年人和没有“儿童早衰症”遗传疾病的儿童。“儿童早衰症”是儿童过早衰老的灾难性疾病，头发变灰白稀少、皮肤起皱纹、患有关节炎、心脏病和早期死亡。科学家发现取自早衰症儿童的细胞具有跟老年人一样的许多突变。而这些突变则没有在年轻的健康人体中发现。衰老压制了刺激DNA修复的基因。推测，由于DNA修复能力丧失和氧化压力增大，61个不同基因受到影响，其中的一半多涉及细胞生长和分化，或者涉及细胞周围物质的维护。这个实验观察到许多受衰老影响的基因是细胞内控制质量的重要基因，被称为检测点基因，因为他们在细胞分裂后做出细胞功能是否正常、足以继续生存的决定。检测点基因清除大多数功能异常的细胞，如果活力下降，则质量控制受损。

限制热量延缓衰老

营养过剩在过早衰老中扮演重要作用。你吃得越多，线粒体在代谢能量时会产生更多的自由基。限制热量会减少代谢速度，延缓自由基的产生。UCLA的罗伊·沃尔福德博士限制了小鼠40%的热量摄入，同时补充维生素和矿物质，小鼠寿命延长了两倍，免疫功能更好，比自由采食的小鼠的癌症发生率低。这可能减少了体内自由基的负荷。限制热量摄取，小鼠的性成熟延迟，笼中自由饲喂的小鼠年老时总是形成肥胖。推测是热量限制、性成熟延迟，或是预防肥胖延长了小鼠的寿命，这是一件令人感兴趣的事。有一些人体的证据显示，低于平均体重10%与延长寿命有关系。可是，引起低身高的终身营养不良不可能会是延长寿命的通行方法。

抗氧化剂延缓衰老

补充抗氧化剂延缓了实验小鼠的寿命。布鲁斯·埃姆斯博士在加州大学伯克利分校开展的研究项目，给衰老的小鼠补充α-硫辛酸和N-乙酰肉碱。α-硫辛酸和N-乙酰肉碱把糖和脂肪不断运进线粒体中分解产生能量。埃姆斯博士检查小鼠肝细胞的线粒体功能是否正常，研究发现线粒体功能更加有效，产生的自由基更少。

α-硫辛酸在抗氧化网络中发挥作用，增加半胱氨酸的数量——一种含硫的氨基酸。谷胱甘肽能够恢复抗氧化剂维生素E和维生素C的功能。一旦一种抗氧化剂灭活了一种自由基，本身就会被氧化，需要另一种抗氧化剂将其恢复到原来的状态。这就解释了为何保持食物中这些营养素的良好平衡非常重要的原因，而不是强调以补充剂形式大量补充某一种抗氧化剂。α-硫辛酸与这个规则有例外，它不需要其他抗氧化剂的帮助，就能继续保护细胞免受氧化损害的影响。因为它只在食物中有微量存在，服用补充的α-硫辛酸是有帮助的。

理论上，我们可以从富含植物食物的不同膳食中获得抵御自由基所需的各种营养素。我们西方国家已经走出伊甸园很远，进入到紧迫、节奏飞快、强调越多越好的生活方式。我们暴露在比我们祖先更多的促进氧化的物质环境中，补充这些营养素是有意义的。

多余的肌肉，而不是多余的脂肪可能是一个优势

虽然超重常常在青年人和中年人中是一种负担，但初看起来，超重几磅的老年人似乎比很瘦或很重的同伴有生存优势。几项研究也似乎显示，体质指数增加或体重对身高比增加，改善了老年人的生存状态。几项老年病学研究解释了由于脂肪增加而导

致体重增加的优势，并已形成了一种理论。这种理论认为脂肪可以缓冲可能造成臀部骨折的摔倒。可是，超重一点点的老年人一般肌肉更多，骨骼更强壮。你只有摔倒才能造成骨盆破裂，简单增加肌肉量可以提供更好的平衡能力。肌肉也可以增加蛋白质的储存，帮助避免疾病和营养不良，这些是老年人的主要健康威胁。患肺炎的老年人，如果她或他有充足的肌肉蛋白质储存，就很可能生存下来。因为肌肉蛋白质消耗至正常水平 50%会要命的。

老年人维持肌肉和脂肪的储存并不容易。你碰到多少超重或肌肉发达的 90 岁或 100 岁的老人？很多老年人丧失了食欲和有效消化食物的能力。胃肠道血流减少延缓了胃肠壁的节律运动，导致消化减慢。消化不良会随年纪增长变差。

钙、维生素 D 和维生素 B_{12} 补充剂

随着年纪增大，产生的胃酸和内因子减少，这种改变意味着钙、维生素 D 和维生素 B_{12} 的吸收减少。咀嚼困难、口腔干燥、味觉改变可能与老年人的营养问题有关。

一旦发生上述问题，提供老年人消化道容易吸收的维生素和矿物质补充剂是对膳食的一个重要补充。虽然我是一个终身保持良好膳食习惯的坚定支持者，我也是一个现实主义者，认识到补充剂对老年人是必要的。超过 50 岁的女性需要 1500 毫克钙，因为雌激素的丢失降低了钙的吸收效率。由于年老时，维生素 D 的形成、吸收和活性形式转变出现了多种问题，男人和女人都需要补充维生素 D。轻度到中度的维生素 D 缺乏在老年妇女中经常发生，特别是在冬季寒冷漫长的多雾地区更是如此。一天晒太阳 20 分钟会加强维生素 D 的产生，老年人补充维生素 D 也是一个好办法。

活得更长，感觉更好

奇怪的是，我的肥胖病人常常来自特别长寿的家庭。在古代，抵御饥饿、建造肌肉和抵抗感染的能力都是一种优势。从不太肥胖、活动更为活跃的祖先的长寿来判断，如果这些人能避免中年肥胖的相关性疾病，容易导致这些人体重增加的基因可能会起到有利作用。这些基因的存在有它们的合理性。如果这些人的肥胖得不到治疗，这些病人最后都会抱怨产生的高血压、中风、心脏病发作、糖尿病、过早衰老和死亡。

当考察那些活过100岁的老人时，主要的共同点是独立自主的精神和伟大的基因，他们爱吃各种不同的膳食。延长最大平均寿命的能力需要重新建构我们的膳食和生活方式，因为这种寿命延长已经超过了一般通过改善卫生和营养状况来抵抗感染疾病所能达到的寿命长度。

虽然心脏病、糖尿病和癌症仍然是老年人死亡的首要病因，其他衰老相关性疾病也严重影响老年人享受生活。失明、骨骼松脆、性欲降低、心智功能退化肯定减少了黄金岁月。

维持你的视力

紫外光危害我们的视力。你可以做几件事情来保持年老时的视力。首先，让眼科医师检查你的眼睛晶状体、视网膜和眼压；其次，在太阳光下戴上太阳镜；最后，大量食用颜色编码系统中黄色/绿色组食物。白内障和与衰老相关的黄斑退化（AMD）涉及下面谈到的遗传学，前面提到的事情是你年龄增大时可以做到的，可以帮助你维持视力。

紫外光是导致白内障和黄斑退化的原因。当位于瞳孔后明亮的晶状体出现模糊和不透明时，就发生白内障。过度暴露于紫外光会形成白内障。AMD在美国每年产生约1300万失明的病例。

AND影响位于瞳孔后的眼球内表面的视网膜，当光线通过瞳孔照到视网膜上时，产生的一系列化学反应会向大脑传递电脉冲，大脑把这些电脉冲翻译成你所看到的图像。黄斑是晶状体视网膜上汇聚光线的一块小区域。两种强效的抗氧化剂，叶黄素和玉米黄素汇集在黄斑组织，保护视网膜免受自由基的损害。如果叶黄素和玉米黄素的数量不足，发生AMD和黄斑组织退化的风险升高，结果会产生视力模糊，最终丧失中心视力，因为黑斑覆盖了视觉区的中心。虽然它不会引起完全失明，因为周围仍然保留视力，AMD不断发展使阅读、驾驶和日常工作越来越困难。

摄取补充的叶黄素能够增加视网膜的叶黄素水平。许多研究提出大量摄取含叶黄素和玉米黄素食物与防止AMD之间存在密切关系。绿色和黄色蔬菜、金盏花瓣提取的营养补充剂都含有叶黄素和玉米黄素。

预防骨骼变薄和破碎

骨质疏松曾被看作是正常衰老的组成部分，一般认为老年人都会有驼背和身高变矮。今天，骨质疏松是一个主要的公共健康问题，健康的老年人根本不必要遭受这样的痛苦和衰弱。2500万美国老年人存在骨质疏松的风险，1亿2千万美元的保健费用用在治疗与骨质疏松有关的骨折上面。

骨骼不是静止不动的，经常被重新改造，特别是臀部、脊柱和末端骨骼更是如此。新骨骼细胞取代老骨骼细胞。为应对日常压力，骨细胞翻新会使骨骼变得更强壮致密。这就是举重联系为何增加骨密度的原因。修复的骨折部位会比骨折前更强壮。

两种骨骼细胞，破骨细胞和造骨细胞，从事维护骨骼强壮的工作。破骨细胞分解和消化老骨骼细胞，而造骨细胞建造新骨骼细胞，这个过程称为骨骼代谢。体力活动、营养和激素平衡决定了破骨细胞和造骨细胞活动之间的平衡。正常状态下，锻炼时骨骼必须负担身体的重量，通过多增加骨细胞和减少骨细胞分解来应对。不锻炼则有反效果。当钙营养不足时，骨骼细胞分解速度大于合成速度。

某些植物雌激素有帮助

50年前，骨代谢疾病研究领域的先驱——富勒·奥尔布赖特博士，观察到绝经后妇女尿中排出大量钙，他认为雌激素可能影响骨代谢。今天，许多研究支持他的理论。我们现在知道，雌激素延缓骨吸收，这是骨骼细胞的分解过程。大豆异黄酮常被称为植物雌激素，但它不是真正的雌激素。实际上，在乳腺和子宫起抗雌激素的作用，防止雌激素结合粘合蛋白——称为α-雌激素受体。抗雌激素作用被认为是大豆最重要的特性，用来解释像日本等国家出现的子宫癌和乳腺癌低发生率的情况。大豆是这些国家正常膳食的一部分。还有另外一种受体，叫做β-雌激素受体，大豆异黄酮通过这一受体在建造骨骼、抵抗月经期潮热方面，发挥与雌激素同样的作用。科学家把这些作用称为“选择性雌激素反应调节剂”，或者缩写为SERMS。一些大豆研究专家把同样的技术应用到大豆蛋白异黄酮中。一种由植物雌激素合成的叫做伊普黄酮的化合物已经作为膳食补充剂在市场销售，在欧洲对其进行了广泛研究，结果显示它会减少骨骼变薄。

你只有摔倒才会造成骨盆破裂

良好的营养固然重要，维持肌肉，特别是腿部的大肌肉也同样重要，它可以帮助你维持稳定和防止摔倒，这是防止产生最具破坏性的骨质疏松相关性骨折——骨盆骨折的先决条件。这里，我应该强调不要过分使用药物治疗。抗高血压药物和利尿剂造成水分丢失，会引起强烈头痛。应该根据医生的建议，仔细调整治疗措施，在家中监测血压。为防止摔倒，要慢慢站起来，年纪大的男人应该坐着排尿，特别时在容易摔倒的午夜时刻。

保持性欲

人类的性欲主要是心理性的。我们人类是少数物种之一，进化有快乐和生殖双重性功能。大部分动物品种，正在排卵时才有性活动，此时才可能受精并且成功的可能性更大。大多数动物已经简化了性行为本身，因为交配的动物易受到捕食者的攻击。人类和少数动物种类的性活动把夫妇双方结合在一起加强了家庭结构，有利于给处于青春期前长时期的小孩教给许多生存的技能。在青春前期，从上一代向下一代传递信息的时候，出现了文化演变，这使人类有别于其他物种。

妇女的排卵不是可预测的，可以在1个月内的任何时候出现。精子可以在女性的腹内存活长达72小时，仍可以使下移到输卵管的卵子受精。在狩猎采集者的社会内，绝经使生育妇女回到田地去采集食物，小孩由绝经的祖母或收养阿姨看护。婴儿看护工作的转移通常发生在母乳喂养结束后。由于文化禁忌反对男人与哺乳女人发生性交，母乳喂养的惯例是控制生育的一种自然方式。这种生育活动的间断基本上以两年期隔开小孩的出生，这有利于狩猎采集者的迁移，因为两岁的小孩就可以走动。

年纪变大时，生育功能还剩余什么？妇女从睾丸激素——一种男性激素获得性欲，睾丸激素与雌激素一起在卵巢产生。绝经时，两种激素的水平都下降。但是，许多妇女睾丸激素与雌激素的比值升高了，因此性欲仍然很强烈。某些妇女失去睾丸激素后性欲下降，睾丸激素治疗会改善这种状况。一种贴在皮肤上的睾丸激素贴片会在几小时后增加妇女的性欲。保持活力和锻炼会使身体感觉良好，这对维持持续的性活动的心理准备是非常重要的。

男性较为简单，只要健康就有持续的性欲。格劳乔·马克思在他80岁时还能生育小孩。可是，某些男人的性功能出现了问题，现在电视广告上称为“勃起功能障碍”。这个词汇已经取代了科学的“阳痿”用词。许多患糖尿病和动脉粥样硬化的男性减少了阴茎的血流供应，阴茎的自发勃起功能降低或缺失。任何收缩血管瓣的药物会留住阴茎血液，增强勃起。罂粟碱注射液、伟哥、机械装置都会改善勃起。男人的性欲也是心理性的，与性生活的能力无关。良好的健康会增加和维持你的性冲动。

壮阳药的作用如何？许多有关壮阳药的故事只是故事。著名的“西班牙苍蝇”是由昆虫的身体制造，是一种兴奋性毒素，具有刺激尿道的作用。大剂量有毒性，应该避免使用。其他刺激物，如辣椒和巧克力也被称赞为壮阳药，但可能只是作为神经系统的刺激物发挥作用。其他食物，如鳄梨像性器官（在西班牙把它称为“睾丸果”）也被认为是壮阳剂。但是，维持性冲动的最好膳食是使用颜色编码配制的健康膳食。

维持你的记忆力

衰老时，丢失部分记忆力是正常的。到50或60岁时，一般人丧失大脑记忆中心20%的神经细胞。可是，不能记住细节的情况完全不同于一组叫做“痴呆”的严重疾病，这种疾病的标志是记忆功能普遍下降。痴呆影响到6%～10%的65岁以上老人。如果把轻度的痴呆计算在内，发病率会加倍。阿尔茨海默病占了2/3的痴呆病例。

阿尔茨海默病和抗氧化剂

阿尔茨海默病人的大脑看起来与正常人的大脑完全不同。解剖检查阿尔茨海默病人的大脑，可以发现许多高水平氧化应激的征兆，集聚的神经细胞和一种叫做“β-淀粉”的物质含量丰富，这被看作是过量自由基作用的结果。我们不确定是否过量自由基是阿尔茨海默病的原因还是结果，但是我们的确知道神经细胞会受到这两种物质的严重损害。

大脑的精密组织受到血—脑屏障的保护。这种屏障使含氧丰富的血液流向大脑，但阻止任何有潜在危害的物质通过大脑。可是，抗氧化剂很容易通过血—脑屏障，影响神经细胞的氧化应激。动物研究发现，维生素 E 保护神经细胞免受氧化损害，并延缓 β-淀粉诱导的记忆丧失。阿尔茨海默病人应用维生素 E 治疗的临床试验发现，一天服用 2000 国际单位的维生素 E 会延缓功能减退，推迟送入疗养院的时间。设计来检验维生素 E 是否能延缓或预防老年人患轻度阿尔茨海默病的另一试验正在进行当中。

在“皆大欢喜”一章中，莎士比亚描述了人生的七个阶段。对人生的最后阶段，沙翁写到，“终结这段古怪历史的最后一场是孩提时代的再现和全然的遗忘”。随着我们对衰老的不断了解，我们发现这种孩提时代的再现不是不可避免的。许多杰出的大脑会灵敏地工作到老年。例如，乔治·伯纳德·肖 94 岁死亡，在 90 多岁时还写了几部剧本。我不能确定地告诉你，伯纳德·肖一生中吃什么，但是，帮助预防心脏病和癌症的膳食建议同样可能预防与年龄相关的痴呆病。

共同分母

衰老的一般过程，包括白内障、骨质疏松和痴呆病，都似乎依赖于遗传和营养因素，是一个常听到的老话题。当整理复杂的遗传因素时，我们发现其中共同的分母是过量氧化和与基因不相符的膳食，都对同样的植物性食物为基础并富含抗氧化剂的膳食反应良好。给膳食补充抗氧化剂，如维生素 E、α-硫辛酸和叶黄素，才能帮助预防衰老性疾病和早期衰老。

你的基因和食物：昨天、今天和明天

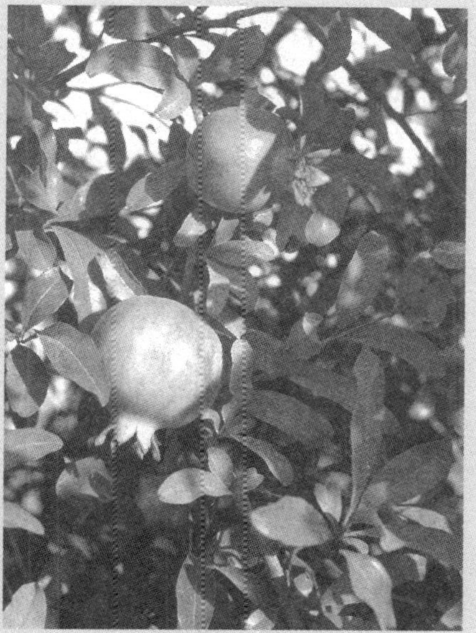

基因-膳食失衡和对 DNA 的损害

胎儿在子宫中根本不会吃东西，但是与母亲的基因和营养却处于完美的平衡状态。共享的血液供应把母亲和胎儿连在了一起，胎儿所需要的营养直接取自母亲。如果母亲的营养状况不好，比如钙储存不足，母亲会优先将这些钙供给胎儿生长骨骼。只有在饥饿急剧改变母亲血液的化学成分的时候，才可能威胁到胎儿的生命。大部分胎儿从营养状况良好的母亲那里获得充足的营养，出生时很健康。

尽管胎儿从母体优先获取营养，但在像饥荒这样的极端情况下，孕妇营养不良会对胎儿发育产生灾难性的影响。在这种情况下，至少子宫中会是一个小胎儿，最坏的情况是发生出生缺陷，比如脊柱裂（脊柱融合失败）。脊柱裂是因为叶酸摄取不足，如果母亲在怀孕期间营养过度或者患有糖尿病，胎儿就会感知母体血液内高水平的生长因子，比如胰岛素、类胰岛素生长因子和生长激素等，这时宝宝就会长得很大。这种情况可能需要手术助产，在不发达地区，这有可能会引起出生损伤和新生儿死亡。孕期服用强效激素，比如 1950 年代为治疗恶心用的己烯雌酚，会使女婴在 20 多岁时患阴道癌。一些研究者认为，胎儿阶段的营养不良可能会成为成年肥胖的隐患，但这并没有得到证实。虽然大自然为我们提供了许多故障自动防护系统来确保人类的正常繁衍，但基因—膳食失衡的情况会反映在尚未出生的胎儿身上，影响到出生后的基因活动。

生命早期的平衡营养

突然降生到一个未知的世界后，婴儿便吮吸母亲的乳头。婴儿与自然会再次取得近乎完美的平衡。除了吮吸，婴儿不需做其他更多的事。当婴儿的胃里填满了乳汁，就会停止吮吸。乳房对吮吸乳头的刺激，直接反应是分泌乳汁，乳汁分泌量和婴儿需要量大致平衡。母乳喂养的婴儿不会肥胖，因为婴儿的食物供应与大脑控制食物摄取量的系统联系紧密。母亲的乳房也决定了婴儿所吃食物的化学平衡，母乳的成分是由遗传所决定的，因此母乳也与婴儿之间处于平衡状态。

断　奶　后

一旦婴儿停止吮吸，后果不可预料，营养平衡会被打破。靠木薯果生存的一些非洲社会，送给收养阿姨喂养的婴儿一岁时会得一种叫做“夸希奥科”的疾病。“夸希奥科”在斯瓦希里语中的字面意思是“与乳房分离”。结果膳食中只有碳水化合物，缺乏蛋白质，引起了营养失衡，导致婴儿出现蛋白质和能量营养不良，婴儿的腿和肝脏肿大。因为缺少合成黑色素的酪氨酸，患儿的皮肤颜色变浅。最终，由于患儿的免疫系统失去功能而死于感染疾病。

在世界上，婴儿配方奶的引入经历了一个漫长而曲折的发展过程。实践证明，要使配方的营养构成与婴儿营养需要相符合是十分困难的。有一个著名的案例：一家公司在他们的配方中去掉了钠，希望能预防生命后期出现的高血压。但事与愿违，一些食用了这种配方奶粉的婴儿得了很严重的疾病，他们的配方产品也被赶出了市场。婴儿过早食用牛奶也有很多问题，因为牛奶是给牛喝的，它与人乳的化学组成有很大的差别。过早引入固体食物会导致很多婴儿体重异常增加。一些研究认为，早期的营养过度会增加婴儿以后发生肥胖的倾向。

不饥饿时吃饭

一旦我们开始选择食物，我们就会倾向于选择那些美味和方便的食物。我们开始不再因饥饿而吃饭，而是依据日程表和社会环境而吃东西。有时候吃东西是因为烦恼、孤独或悲伤。基于上述理由而吃东西的强烈欲望压过了已吃饱的身体信号。

孩子总是会选择冰激凌蛋卷，而不会是一盘蒸蔬菜。在一个著名的心理试验中，一群超重的成年人听到正午钟声的时候就开始吃饭，而不管自己是不是饥饿，也不顾真正的时间才是11点钟。

在另一个自然发生的试验里，居住在洛杉矶郊区的老年社区，为了改善居住设施，给每个人的房间添置了一台塞满小吃食品的冰箱。过了几个月后，冰箱又全部被搬了出来，因为老年居民增加了过多的身体脂肪。他们只要感觉无聊，就去冰箱里拿东西吃。他们的饥饿控制机制完全被食物消遣的欲望给压制了，这是一个精神战胜物质的明显例证。

吃饭不像真正的吃饭了

过去的20年，我们的生活变得比以前更忙碌了。本来想减轻劳动负担的省力设备反而提高了期望，缩短了最后期限，压缩了时限，几乎没有时间来享受真正的放松。即使连吃饭这件本该是充满乐趣和闲情的事情都变得匆匆忙忙。吃饭过程只是切割食物、咀嚼和吞咽，以及偶尔的环顾四周。高压的生活方式使我们吃饭变得像饲料槽中的动物一样。食品公司最近甚至发明了一种能上推吞吃的煎蛋卷，驾车的时候用一只手拿着吃。当我们匆忙吞咽食物，不再仔细品味食物的色香味时，我们会吃的更多，留给身体更多的负担来处理多余的能量。

好吃不饱腹

当面对高脂、高糖的无数零食时，吃就失去了控制！因为这些食品不仅好吃，而且总让你感觉没吃饱。为了让食品的美味变的难以抗拒，食品企业不遗余力的寻找酸、甜、苦、咸的最佳水平。只要甜味不超过太甜的界限，食物越甜越使人愉快。同样的道理，咸味、酸味和苦味的某种水平会使人愉快，而另一种水平则使人不愉快。

食物选择模式和食物味道的偏好是在童年时代形成的。来自不同文化背景的人喜爱的口味不同，这是因为食物供应不同所造成的。比如在中国的部分地区，苦瓜是美味的，而一般美国人却不喜欢它。美国食品供应中最流行的是甜食。在选择食品时，我们总想获得甜食。玉米糖浆带有薄烤饼糖浆的味道，是美国最常用的可乐甜味剂。在其他国家，比如墨西哥，可乐的甜味剂是用食糖（蔗糖）做的，口味与美国不同。

为你的味蕾而战

喜爱愉快的甜味道是很自然的，因为我们的基因最初就是设计来品尝水果和蔬菜中的这些甜味道的。知识的进步发展了浓缩糖的技术和制造出了比任何天然糖都甜的人工甜味剂。我们对甜味的遗传嗜好没有变，而我们食用的碳酸饮料和糖果却比新鲜水果的甜味浓得多。人工甜味剂正在变得更浓缩，我们的味蕾也渴望更强的甜味刺激。如果一个人吃一块酪饼时配了一杯加了一包人工甜味剂的咖啡，说明她发现人工甜味剂比糖更甜，更能愉悦她的味蕾。甜味剂的生产商难以自制，不得不增加足够的人工甜味剂来达到普通糖所无法达到的甜度极限。

这种竞争在每一种食品生产领域都有。如果你是一个薯片生产商，看到自己的竞争对手添加了更多的盐和油来改善口味，你会拒绝添加吗？不会！因为你拒绝添加就意味着你要减少销量。美国消费者的味蕾已经被强化的味道彻底改变了。所以，食品超市的改进压力就是一场提供最好味道但又不过分的战斗。

调整味道的科学

食品生产商已经把调整味道提高到了科学的层面。许多专长于研究味道的营养科学家服务于食品工业。有迹象表明不同种族口味不同，不同的个体因遗传不同感受某些实验用化学品的味道的能力也不同。食品生产商甚至区别对待不同地区，在美国西部和最南部销售的同一品牌的饼干的口味不同。随着越来越多的食品出口到亚洲，亚洲地区盛行的口味会影响这些地区的食品加工过程。就整个人类的基因组来看，相同远比差异大。几乎在世界上的任何地方，食品添加糖和脂肪都能增加销售。

对味道的追求已经导致植物性食物中的天然纤维的大部分被去除了。纤维蓬松，能增加饱腹感，去除纤维会让消费者一口气吃得更多，食品生产商也能卖出更多产品。

变大的美国餐盘

在最近的20年，美国人用的传统餐盘尺寸从直径10公分增加到了14公分。为什么餐厅愿意给顾客供给更多的食物？给他们一小份高纤维的食物不是赚得更多吗？你错了，因为食物是餐馆成本最低的条目，餐馆的大部分成本是劳动力，要给制作和端送食物的员工付费。这部分成本是固定的，顾客少的时候你不能把你的员工裁减一半。给顾客提供大分量的食物会让顾客感觉吃得物有所值，而美国顾客外出就餐时所期望的正是这种巨无霸式的食物。

只有最上等的餐厅提供新式菜肴，在菜盘的中间展示精致的珍馐，周围是各色沙司，流到菜盘的边缘。

多巴胺和食物“成瘾”

酗酒和吸毒具有某些遗传基础的说法已经被大家所接受。尽管停止吃零食不会有停食反应，但是很多饮食习惯明显存在成瘾的一面。在寒冷时候，温暖自己的身体，以及炎热时凉爽身体，都使人感到舒服。生殖过程当然能带来很多愉快，吃饭也能带来愉快。总之，自然规律就是想让你重复饮食行为来维持良好的营养。发现和吃到一种可口的水果或蔬菜时的兴奋会促使古代狩猎采集者花力气再去寻找这种食物。

大脑的兴奋中心区存在着遗传变异。一种叫做多巴胺的神经递质分布在脑内的所有神经系统中，它能产生满足和快乐的感觉。据认为，多巴胺涉及大部分成瘾，包括毒品、酒精和香烟的成瘾。已经发现对酒精、毒品或烟草成瘾的30%的普通人群和70%的肥胖人群存在多巴胺受体（探测多巴胺信号的大脑蛋白）的遗传变异。这种遗传变异减少了大脑中30%的多巴胺受体，因而与受体部位结合产生快乐感觉的多巴胺量减少。目前，正在验证并被广为接受的有关多巴胺与成瘾的理论叫做“奖赏-缺乏综合征”。这种理论认为，多巴胺受体越少，就需要更多的食物、烟草、酒精或毒品来增加大脑兴奋区多巴胺和其他愉快信号物质的量来创造良好的感觉。

5-羟色胺，愉快激素

另外一个被大量研究的系统涉及产生愉快感的神经递质：5-羟色胺。5-羟色胺是由色氨酸生成的，但前提条件是色氨酸必须进入大脑内。色氨酸要进入大脑必须通过血脑屏障，这道屏障其实是由点缀特殊蛋白的薄组织形成的一层膜，这些蛋白将来自脑血管的药品和氨基酸往返运进脑组织液中（脑脊液）。

食用碳水化合物时，胰岛素水平升高。胰岛素水平的升高又增加了色氨酸向大脑内的运输。所以喜食碳水化合物是有一定道理的。喜食碳水化合物的人，情绪与食物之间存在紧密联系。他们的情绪也经常受环境光线强度的影响。人脑内有一个叫做松果体的腺体，是从所谓的鸟类的“第三只眼睛”进化来的，能够感受明-暗的循环变化。因此，光线直接刺激眼睛传向松果体的神经束，它在白天分泌更多的 5-羟色胺。在一年内的一段时间里白天变短，5-羟色胺的水平下降，引起季节性情绪紊乱症，简称 SAD。肥胖和不良饮食习惯会加剧喜食碳水化合物患者的季节性情绪紊乱的症状，而减肥和改善饮食习惯则可以减轻这些症状。

以上讨论的神经系统都属于脑内深处专职本能反应的部分。在本能反应部分的外围是掌管高级思维的大脑皮层。高级思维中心掌管着我们的喜怒哀乐和思考能力，能够凌驾于较低的本能中心之上，告诉我们，什么是我们身体真正需要的。

触发食品和压力

过去 20 年与胖人打交道，我积累了很多有关人们食用那些食品是出于饥饿以外的其他目的经验，比如为了缓解压力，我姑且称之为“触发食品”。因为研究发现，对这些食物上瘾与特殊压力因子，以及由压力产生的肾上腺素信号之间有联系。很多人忙的时候忘了吃饭，然后想依靠吃这些“触发食品”得以放松。

想吃更多现成的、可口的食物的冲动是很自然的，但是想无止境的获得大量的美味食品可绝对是不可能的。假设一个石器时代的人突然碰到一具动物尸体，他很可能会一顿吃好几磅，只要能有现成食物就放开吃的本能欲望是很强烈的。让我们面对现实吧，我们的老祖先不知道他们的下一顿饭在哪，而我们不用发愁。我们食物是吃不完的，所以我们得知道什么时候该适可而止。

暴饮暴食

是什么激发你暴饮暴食？主要动机就是你饱食后传入大脑的愉快信号。同时，你的大脑也在处理压力信号。压力信号本来是提醒人们逃离野兽或在危险时提高警惕。这在古代是有意义的，因为在打猎和采集一天的食物时可能会遭遇野兽攻击。而当今人们的压力来源于更复杂的社会环境，压力刺激往往会持续很长一段时间，甚至不会真正消失，造成不断的焦虑。吃某些食物引发的愉快信号能够抵抗这种压力，以及不愉快的心理和生理后果。

只要我们的盒子或者篮子里还有这些触发食物，我们的暴饮暴食就不会停止。据估计，近25％的肥胖人群都是暴饮暴食者。暴饮暴食常常发生在晚上，此时白天的压力会在晚上袭来。晚上只需走到厨房找任何可以吃的东西来满足大脑的愉快中心。打开的冰箱和食品柜门成了夜间暴饮暴食者凝视沉思的物体。估计暴饮暴食症，包括晚上吃零食，大概影响了1/4的肥胖者。

人们已经对控制食物搜寻和饮食行为的反馈机制进行了大量研究，这些机制是从一个与我们今天生活环境完全不同的环境中进化来的。所以当减肥书籍号召人们限制食物摄取的时候，其实是在要求人们做不自然的行为。人们卖力地寻找和食用带来愉快的食品。现代农业和食品加工已经绕开了人们控制食物摄取和体重的自然生理机制。

饮食过量和糖尿病、心脏病以及癌症的危险

自由进食不仅仅是增加体重。过量摄入高热量的食物会启动全身细胞的分裂信号。细胞分裂增加是癌症形成的第一步，而且也在动脉堵塞和体重升高增加糖尿病危险方面发挥作用。细胞的分裂会增加自由基的产生，可能引起DNA损害和癌症形成。特别是当食物的含热量高而抗氧化营养成分含量少的时候更是如

此。给自己的细胞提供额外的热量，但同时缺乏其他天然植物化合物，其实就是将自己推到了产生肿瘤的地步。

估计未来几十年内，1/2 的男性和 1/3 的女性在 50 岁以后会被诊断出患有某种癌症。现代诊断技术能发现早期癌症并给予治疗。更多的精力会放在寻找预防癌症再次发生的方法上面。有证据显示，患乳腺癌的妇女确诊后体重减轻者会比增加体重者获得更好的预后效果。

大鼠给我们的启示

说起来，我们实验室的大鼠也是自由进食者。我们给大鼠提供任何可以食用的颗粒饲料，喂养 2 年后，大鼠无一例外的变得肥胖，免疫系统损坏和罹患癌症。限制大鼠进食，癌症发病率降低，免疫功能得到改善，寿命得以延长。如果我们给这些大鼠吃清淡和单调的膳食，它们能更好地控制自己的体重，饿的时候才吃，饱了就停。

如果给这些大鼠饲喂所谓的“自助膳食”，由各种零食如花生酱、巧克力、饼干和意大利辣香肠组成，它们就跟患有遗传性肥胖症的大鼠们一样肥胖。人也一样，食物多样化能刺激过量进食。塔夫茨大学的罗伯特·苏珊博士的一项研究发现，除了蔬菜和水果，增加任何一类食物的样式，都能引起体重增加。而增加蔬菜的样式能减轻体重，增加水果的样式对体重没有影响。

我们的遗传与大鼠几近相同，能量平衡和食物摄取的原则可以应用到人和大鼠身上。人类和大鼠一样遵循热力学第一定律：摄入的能量必须跟排出和储存的能量相等。所以，在不增加体力活动的情况下，摄入越多的食物能量，我们身体就以脂肪的形式储存更多的能量。

脂肪细胞和调定点

身体内的脂肪细胞并不总是被动的，也会给大脑反馈信息，减少食物的摄入，增加运动量。这就是基因调定点说法的科学之处。在既定的环境中，遗传决定了一个人身体脂肪的水平和分布。丹麦在二战期间有一对双胞胎失散了，扶养在不同的家庭。若干年后，把他们带到一起拍照。尽管在不同的家庭环境中长大，他们的身体脂肪水平、体重和脂肪沉积的方式却是惊人的相似。

脂肪和肌肉的分布模式在一定程度上是由遗传决定的，但是脂肪和肌肉的量却是个人饮食和运动行为影响的结果。1/2 美国人超重的惊人现实告诉我们，我们处在一个基因和饮食失衡的社会。这是由个人行为、遗传体质和社会经济因素等多方面原因综合作用的结果。与几千年前的天然食物供应相比，这些因素改变了我们食物供应的数量和品质。

为什么女人比男人胖

在相同体重下，为什么女人比男人含有更多的身体脂肪，即使女人吃得更少？与此同时，女性的肌肉量却要比男性少。每磅肌肉每天大约消耗 14 卡的热量，而脂肪组织消耗的热量很少。在我的诊所中，常会看到一个女性休息状态下每天消耗 1200～1400 卡的热量，而她的丈夫大约要消耗 2000～2200 卡的热量。尽管妻子比丈夫吃得少，她还会增重，为控制身体脂肪度过了非常艰难的时光。

女性一些部位的脂肪细胞在雌性激素的作用下生长。但怀孕和哺育的时候，脂肪是女性十分重要的组织。在靠打猎采摘为生的原始环境中，女性要靠母乳喂养孩子 1～2 年，哺乳每天都要从体内带走大约 500 卡的能量。为了储存这些能量，妇女只能在臀部和大腿储存大量的脂肪。男性不会在腰部以下储存脂肪，除非变老或者体内雌性激素升高的情况下。尽管如此，对于女性的一生来说，脂肪平衡总是在改变。青春期来临的时候，脂肪开始沉积在大腿和臀部。女性储存脂肪的时间，在个体之间差异很大。有些女性甚至在第一次怀孕以前不囤积脂肪。更年期降临的时候，脂肪重新分布到了身体的中部，乳房的脂肪也增加了。

体脂的重新分布是由基因安排好的，是伴随着更年期的进化而发生。更年期纯粹是人类现象。现在的女性在这个“人生改变”之后能过得很好，对于想在绝经后保持基因和膳食平衡的女性，必须要研究更年期和衰老的遗传学。

男性随着年龄增大会经历激素水平的改变。最近这种改变被称为“男性更年期”。随着男性变老，他们的肌肉开始萎缩，雄性激素水平下降，雌性激素水平可能有轻微的上升，而雌性激素的上升会使男性的小腹下蓄积一些脂肪。

大 背 景

暴饮暴食以及我们的营养环境的最终偏离，已经使我们的饮膳食与基因失去了平衡。我们不能孤立地看待这个问题，以下的背景都是要考虑的：活动不足、单调的膳食、纤维素摄入减少、健康物质摄入减少、精制糖摄入增加，以及加工过的植物油摄入增加。膳食和基因的失衡问题不能仅靠补充多种维生素来解决。在很多地方，维生素缺乏源于单调的膳食。上世纪 50 年代引入了强化食品，比如强化了维生素 A 和 D 的牛奶，以及维生素强化谷物，因此美国社会发生维生素缺乏的情况已经很少见了。在某个久远年代进化的一些基因编程要求我们的身体吃多种多样的植物性食物，我们现在不再吃这些植物了。对于具有遗传易感性的个体来说，这种失衡在慢性病的发病中发挥着关键作用，包括心脏病和癌症。

文化演变和伊甸园的失落

现在超市和餐桌上的食物是人类200万年进化的产物。在历史的某个时刻，生物和文化演变的道路出现了分叉。从那时起，我们一直在努力创造着一个不适合我们的生物机体与之共存的环境。

本章将追寻营养文化演变的过程，这个演变过程引起基因与营养素的失衡。知道我们来自那里会使我们了解身体需要什么，才能重新回到完美的平衡和健康状态。

地球人类的早期历史概述

地球上的生命开始于数十亿年前，而恐龙灭绝于6500万年前。大约1000万年前，我们的前人类祖先开始直立行走，已经进化得与我们的近亲大猩猩和黑猩猩有所区别了。大约400万年前，非洲的另外一个注定要成为人的种族开始直立行走。而200万年前已经有2个甚至可能是3个前人类种族，其中一个种族那时就开始制造原始石斧。大约170万年前，非洲大陆出现了直立人（晚期猿人的学名），他们是现代智人已经灭绝的祖先，摄取包含肉、植物和昆虫的多样化膳食。大约100万年前，直立人首次离开非洲，长途跋涉到了亚洲。考古挖掘已经在中国、爪哇和欧洲发现了直立人的遗迹。

现代人类，或者说智人，大约出现在50万年前，这只是行星演变时期的一眨眼工夫。在13万年到4万年前之间，在欧洲大陆出现了另外一个与直立人和智人不太相同的种族。这个种族，现在一般叫做尼安德特人，很可能是另外一个种族，因为尼安德特人与智人交合不能成功生育。尼安德特人大约在4万年前灭绝了，剩下的现代人从非洲迁移到了欧亚大陆。很多科学家认为，促使智人比其他前人类种族提前迈出一步的文化演变加速来源于语言的发展。在 10 万到 5 万年前之间，喉头的发育和大脑结构的改变导致了语言的发展，随之产生了口头文字。

人类探索地球

随着人类在地球上扩散，他们碰到了多种多样的环境和天然食物。来自非洲的人类 2 万年前到达了西伯利亚，1.2 万年前迁徙到了阿拉斯加和北美大陆。在面对不同环境寻找生存和繁衍之路的过程中，文化演变以合理的节奏在进行着。他们的基因也许不得不做出些许的环境适应，但在现代农业和食品加工出现之前，依然保持着与环境和食物的大致平衡。

一个欢乐大家庭

在人类开始迁移出非洲之前，生活在一个伊甸花园里：高度多样化的生物环境塑造了人类的 DNA，使得人类在总体上能够生存和繁衍。最近西雅图华盛顿大学的两位科学家：凯利·欧文斯博士和玛丽·克莱尔·金博士一起在《科学》上发表了一篇文章，文章指出，由于人类共同起源于这个伊甸园，种族的整个概念，以及它对世界政治和人类关系巨大影响的概念，都是错误的。这个概念认为人类历史是不同种族发展的历史，在生物学上存在缺陷。按照欧文斯和金博士的观点，人类遗传编码的重大变异都发生在人类迁出非洲之前，进化成我们现在已知的不同种族。由相同肤色和遗传背景的个体组成的人群中，还有称为种族熔炉的当代美国城市，每个人的基因组都含有人类基因库中大约 85%的遗传变异。

科学证据支持两位博士的理论，肤色和面部特点等表面特征可能反映了不同气候对已经形成的人类基因组的影响。种族之间最明显的差别就是肤色和发色的差异。肤色和发色出现差异是由一类激素受体的小变异引起的。肤色浅的人是因为他们体内促进皮肤变黑的激素（黑素细胞刺激激素）受体发生了变异。似乎就是非洲人和那些不容易晒黑的人种缺乏这种简单的变异，他们的肤色是黑色的而不是淡色的。在历史的某个时刻，这种编码黑色素细胞刺激激素受体的基因发生了变异，才从非洲人的黑色皮肤进化出了白种人的皮肤。

爸爸的Y染色体和妈妈的线粒体

只有男性携带有Y染色体。Y染色体的一些变异进一步支持了金博士和欧文斯博士的观点。称为线粒体的亚细胞结构（比细胞小）携带的DNA的变异也支持两位博士的观点。线粒体含有它自己的DNA，来自母亲的基因遗传。让我们再来认真研究一下这个问题。

当卵细胞受精时，它接受了来自精细胞核的DNA，这是父亲对孩子遗传组成的贡献。母亲的贡献来自于卵细胞浆。卵细胞浆是包围在卵细胞核周围的液态物质，其中还含有线粒体以及其他重要的细胞成分。线粒体就好比是为细胞活动提供燃料的超微能量发生器。线粒体被认为是一种原始细菌，在生物进化过程中，不知因何种原因，与他们的DNA一起被整合进了原始细胞。这种结合赋予细胞产生能量的能力，在氧气的帮助下，细胞能够燃烧燃料如碳水化合物和脂肪来产生能量，形成水和二氧化碳的终产物。

通过遗传，男孩从父亲那里得到Y染色体，从母亲那里得到X染色体。Y染色体赋予男性性别，没有Y染色体的孩子就是女孩。女孩分别从父亲和母亲各获得了一条X染色体。

祭司和入侵的军队

通过观察 Y 染色体 DNA 序列上的变异区位，有可能追寻男性的迁移过程。而观察线粒体 DNA 使我们能够追踪女性的迁徙。Y 染色体的遗传研究已经确定了科汉尼姆部落的独特身份。科汉尼姆是耶路撒冷圣殿时代产生神父的一个犹太部落，现在依然保留从父亲传给儿子的传统。尽管今天已经在犹太教堂不再有真正祭司职位了，但是这些男性依然会代表圣会朗诵特别的祈祷。全世界来自许多国家的不同犹太人群中，科汉尼姆男性的 Y 染色体上总是携带着同一种独特的基因。同时，全世界不同国家对线粒体 DNA 的研究表明，入侵军队对妇女的征服和虏役导致女性遗传物质的混杂比男性大。因为被征服部落的男性在世界各地一般都被杀害了，他们的 Y 染色体没有遗传给下一代，而她们妻子的线粒体 DNA 却幸存了下来。

一个非洲遗失部落的基因证据

生活在东欧的奥什肯那茨犹太人群是从中东的发源地远道迁徙来的。与东欧人群比较，他们的线粒体 DNA 遗传上更接近中东和北非地区的人群，充分说明了他们起源于中东地区。遗传证据也支持南部非洲说班图语的莱姆巴人的口头传说。这个传说认为莱姆巴人是由 2700 年前从中东地区迁移到也门，后又在 2000 到 2400 年前迁徙到南部非洲的犹太人演化来的。莱姆巴人中超过 50％的 Y 染色体携带犹太人群常见的基因，他们的非洲邻居则缺乏这些基因。

沿尼罗河迁徙

所有的这些证据显示了遗传在找寻人类历史方面的巨大力

量。对尼罗河流域非洲部落的线粒体 DNA 分析发现，它与向北迁徙到下埃及的人群的线粒体 DNA 一致。这种 DNA 证据提出了人类起源于非洲的观点，同时也支持了本书关于古代人类生活在非洲亚热带富饶和多样化环境的中心论点。对 DNA 的进一步研究显示，大部分的人类遗传变异发生在走出非洲以前。非洲部落的 DNA 包含当今世界现代人群所观察到的 85％的遗传变异。如果检测世界上任何人群的 DNA，会发现 DNA 的个体变异程度相同。那些能使我们分解环境中的不同化合物、或者对某些慢性疾病易感的个体 DNA 差异都是非常古老的基因，可能在非洲某地的伊甸园里就出现了 NDA 人体间的巨大差异。大量研究也表明，决定人类最佳膳食的基因与种族进化无关，反映了几百万年前人类在非洲食用多样化膳食的事实。

处方药、植物食品和基因

不同种族的人在分解吸收各种处方药时，作用酶的编码基因存在一些差异。制药公司在不断寻找那些促使某些人容易耐受药物治疗，但也带给另一些人严重副作用的个体基因。这些基因属于同一类，都是进化来处理植物性食物如水果蔬菜中发现的化合物的。毕竟 5 万年前还没有药物。不同种族间癌症、心脏病和糖尿病的发病风险相差很大，但只有部分差别可以用种族起源来解释。移居到美国的亚洲人在一代之内患慢性疾病的风险显著增加，但与居住在美国的白种人比较，发病率仍存在差异。这些慢性疾病的发病率是由基因决定的，还是由饮食和生活方式决定的？依我们现在的知识，还不能百分之百地准确回答这个问题，但很可能是两者共同作用的结果。

似乎基因和环境存在相互作用来调节个体罹患疾病的风险。自从古人离开非洲以来，已过去了很长时间，足以进化出染色体的微小差异，这些差异在解释膳食对慢性病以及衰老的影响作用方面非常重要。认识个体差异，暂不考虑种族起源，是我们了解基因适宜膳食减少慢性病发生风险的重要一步。

动物和植物的共同进化

人类早期生活在非洲森林、山区和沙漠的时候，靠什么填肚子？在前人类和人类存在的7百万年的大部分时间，我们过着狩猎采集生活，靠野生动物和植物存活。法国大野牛洞穴内的著名壁画显示，非洲古人的主要膳食由野生植物、浆果、树根、树叶和一些动物蛋白组成。人类靠味蕾引导来寻找提供足够蛋白质和能量的营养食物。

味觉和嗅觉是自然对我们的神奇恩赐，使我们可以与环境进行灵敏的互动交流，感知微量分子的存在与否。人失去嗅觉也就丧失了味觉。温热的食物味道更好，也与存在对这种食物的嗅觉有部分关系。这是自然界最重要的系统之一。一只野飞蛾能嗅到几英里外引诱交配的叫做信息素的微量化合物分子。很多鱼类视力弱，依靠嗅觉来找到猎物。作为人类，我们不仅依靠这些感觉来寻找食物，而且用他们来享受食物。

现代电视商品广告轰炸

今天，我们的视觉和听觉遭到各种食品广告的轰炸，据此来选择食物。因为消费者喜好特定的味道和外观，以及为防止农产品运送过程中出现的明显损伤，像水果和蔬菜这样市售的全食物有时候也被培育成乏味、黯淡和富含淀粉的食物。如果说广告商已经利用我们的味道嗜好诱使我们偏离了基因-膳食平衡，最起码我们不应该丢失天生的吃饭乐趣。

在文明改变我们狩猎和采集获取食物营养的方法之前，人类靠自己的感觉来帮助选择可以吃的植物。而如今大部分人的味蕾已经被过度加工的食品败坏了，这些食品添加了糖、隐藏的脂肪和油、人工调味剂和色素。如果要返回到人类的饮食根源上去，我们恐怕就得大力调整对最可口食物的看法，也要花力气获取传统方式种植的全食物。

人类破坏了伊甸园

在古老非洲的伊甸园（可能不止一个），人类部落选择吃什么植物，对于植物的生存和灭绝有重大影响。几千年前，如果浆果要竞争引起饥饿的狩猎采集者的注意，那它就要长得更大，或者味道更甜美。狩猎采集者选择和寻找食物的所有本能机制和行为要根据这样的现实来调整，那就是他或她必须吃数磅含有所有有益化合物、能量、脂肪、矿物质和维生素的多样性食物来维持生存。这种膳食的多样化程度远大于我在医学院学到的四种基本食物，也比最近出台的 USDA 食物金字塔更丰富。现代农业、食品加工、市场销售给我们提供充足的食物供应的同时，却使我们失去了祖先享有的食物多样性。

植物性食物吸引古人的还有鲜艳的颜色、可食与不可食部分的比例、味道以及质地。每个事例表明，人类是通过选择影响植物遗传的许多动物种类中的一种。当然植物不会坐下来制定吸引动物来采食的详细策略，而是玩了一种费时的反复试验的游戏，大小和味道合适的浆果赢得了被选择和在环境中传播的机会。

世世代代以来，这种人与植物、昆虫和其他生物之间的相互作用创造了人类膳食和环境之间的平衡，在很大程度上塑造了我们的遗传组成。就像生活在海里的鱼必须要建立特定的机制来适应咸水一样，数百万年来，人类的身体与食物中的化学物质相互作用和相互适应，我们发明了特殊方法来消除毒性、保存食物的稀有成分、改善营养素的平衡。正是在刚过去的一个世纪里发明的方法与现代膳食之间的失衡导致了现在慢性病的流行。

农业的出现

在被上天赐予丰富的生物多样性的地区，比如加州，狩猎采集式的生活方式一直保持到600年前欧洲殖民者踏上这块土地。加州是一个半岛，东部是大沙漠，西面是海洋，居住着100多个讲100多种语言的印第安土著部落。他们主要的蛋白质来源就是从未驯化的野生橡树的果实。他们还吃各种不同的植物和来自海洋的海鱼和甲壳鱼类。

加州富饶的地中海环境有高山和峡谷，提供了生物多样性食物生长的完美条件。即使在今天，美国供应的50%的水果和蔬菜来自加州的土地，品种超过250多种，其中70种是加州独有的特产。尽管有证据表明，加州土著美国人通过交易合同从亚利桑那州的土著美国人哪里学会了耕作，但是他们却没有采纳农耕的生活方式，因为他们不需要靠农耕来养家糊口。地球上的其他地方也有加州这样的气候，包括中东地区肥沃的尼罗河流域、智利的小片地区、阿根廷的彭巴斯草原地区、澳大利亚部分地区、南非好望角地区。

冰川期和变异的植物食品

第二纪冰川期末，农业出现在肥沃的尼罗河流域，延伸到现代伊拉克和伊朗。在那个特定时期，也就是大约1万年前，变异的野生小麦能把种子保留在麦秆上而不会像其他品种的种子被风吹走。早期的农民收割食用这一品种，从此农业诞生了。在用几种容易种植的作物补充多样化食物供给的同时，这些农民继续过着打猎和采集的生活。

人类开始专门利用能将特定作物用作食物的变异来影响自然变异。使野生小麦种子留在麦秆上的没有人为干预的单独变异是致命的，因为植物需要散播它的种子来繁衍。可是，人类干预了，选择收割那些能在麦秆保留种子的变异小麦来种植更多的小麦。同样，在 150 多种可食豆科植物中，人类选择了能将种子留在豆荚里的品种来栽种。

人类选择的其他变异还有薄种子外皮和自我受精。薄种子外皮在灌溉和耕种的土壤中更容易发芽。人类选择自我受精，是因为有这种特性的作物更容易种植，要不然只靠野生品系的花粉受精繁育，作物可能没有收成。

动物的驯化也是以一种合作的方式形成的。人类开始圈养野生动物来为己所用，而动物也发现和人类生活在一起有很多好处。

为什么农业起始于肥沃的尼罗河三角洲地区？1 万年前这个地方的气候适宜，土地上有许多大种子的禾谷类品种，可能发生了小麦和大麦的种子变异，这些变异使谷粒得以保留，容易收割。早在公元前 8500 年，这个地方发明镰刀来收割驯化的小麦。在动物驯化之前，运输货物的唯一方式就是用人来背。山羊和绵羊可以把东西驮的更远，而且还可以产生后代来交换食宿。这种运输上的进步帮助人们把农业逐渐传播到了中东，并在公元前 6000 年左右传入希腊。

植物的驯化

随着时间的推移，驯化的植物和动物被引进到了新的地区，并且每个新地区又驯化了新的物种。这些劳动成果常会传回到这些驯化的动植物起源的地方。农业逐渐传播到了整个欧亚大陆。大约在公元前 7000 年，印度驯化了芝麻、茄子和瘤牛。公元前 6000 年左右，桑树、无花果、驴和猫在埃及被驯化。大约在公元前 4000 年，橄榄树被驯化来榨取果实油，接着又驯化了其他种类的果树，如枣椰子、石榴和葡萄等。这些果树能靠种子或切断枝条来培育。公元前 6000 年到 3500 年之间，欧洲驯化了罂粟和燕麦。

欧洲农业发展的第二个阶段是用嫁接来培育果树，如培育苹果、梨、李子和樱桃。大约在同一时期，原来作为野草的野生植物如胡萝卜、黑麦、萝卜、大葱、甜菜、韭菜和莴苣也被驯化了。到罗马帝国时期，今天主要的农作物都已被驯化了。1500年后，美洲新大陆广大的肥沃平原极大地丰富了整个世界的食物供应。世界也有部分地区独立驯化了农作物和家畜。这说明，只要有充足的时间，人类最终会在世界的很多地方驯化植物和动物，即使驯化的方法并没有从一个地方传到另一个地方。例如有证据表明，中国大约在公元前6500年左右，独立驯化了大米、小米和猪。大约在公元前3500年，南美人驯化了土豆、木薯、豚鼠和骆驼。公元前3500年，在中美洲，独立于南美，独立驯化了玉米、豌豆、南瓜和火鸡。公元前2500左右，美国东部的土著美国人驯化了向日葵和鹅掌木，但是没有驯化动物。殖民者登陆北美洲大陆时看到的玉米、豌豆、南瓜和火鸡是从中美洲引进来的。大约在公元前3000年，热带的西部非洲驯化了甘薯和油椰子。

从发现新大陆到烹调风格的融合

人类食物供应的主要变化是与克里斯托弗·哥伦布1429年发现美洲一起相伴随出现的。1429年前，整个欧洲人吃几乎相同的食物，但是到1600年，通过海上的食物交易十分频繁。旧大陆的农作物被引入墨西哥和秘鲁来维持西班牙人的生活方式。如果没有西班牙船把新大陆的香料、水果和蔬菜运到欧洲，你所熟悉的法国、意大利和西班牙烹调是不会存在的。例如，如果没有在1700年前从南美引入辣椒，就不会存在中国川菜。

新旧大陆的融合带来了人类膳食的变革，全球不同烹调的引入和融合正在推动第二次人类食物变革。加州是这个变革的领导者，除了加州，还有哪里的厨师会想出一种泰国鸡肉比萨的菜肴？

早期的美国食物

在英国人迁居到北美东部后不久，他们就开始将欧洲的农作物与美国东北部的农作物结合到一起。新英格兰人从印第安人那里学会了如何清理林地、如何用鱼肥种植玉米、大豆、南瓜、土豆和西葫芦。历史表明，那些移民开始的耕种技术很差劲，如果没有印第安人的帮助很可能会饿死，由此才有感恩节的故事。

当地印第安人大量死于天花，于是新英格兰人接管了清除树木的农场。欧洲牲畜在新英格兰繁衍旺盛，特别是猪。美国最早的一种出口产品是桶装的猪肉。殖民者将马匹出口到西印度地区，然后从那里进口萝卜、胡萝卜、荞麦、豌豆、防风草、大麦、小麦和燕麦种子。

接管中西部

1800 年代，美国经历了西部移民和农业大扩张。1800 年，美国有 45 万个农场，在 1850 年便增加到了 150 万个。大部分早期的西部移民曾经是东部海岸的农民，具备必要的耕作技术。当时国土空旷，土地廉价或是免费，没有法律。机器的发明带动了收获和种植的机械化，极大地丰富了美国的农业技术，这种农业的全盛期一直持续到大约 1850 年。在这片广袤的中西部大平原上，移民种植玉米，玉米成了美国最典型的农作物，并大量出口到欧洲国家并取代当地的其他谷类。在第二次世界大战之前，美国生产了足够养活全世界的食物，主要归功于 1940 年发明的杂交玉米，大大增加了玉米的公顷产量。其实今天我们依然能在美国的餐桌上感受到玉米的影响，我们吃玉米糖、玉米油，用玉米喂牛，我们甚至使用玉米乙醇汽油。但我们的大部分玉米都用作饲料来喂养驯化动物来生产食用肉了。

二战以后，作为农业价格补贴体系的一部分，我们付钱给农民来停止耕种，要不然，大量的粮食剩余会压低农作物的价格。如今，美国的农业企业具有前所未有的生产能力。最近我们运给俄罗斯价值5亿美元的小麦，却没有对我们的农业经济产生任何负面影响。

美国农业部膳食金字塔：马、骆驼还是肥胖处方

我们的基因让我们渴望甜味和油腻的味道。20世纪50年代，我们的每个渴望都变成了现实。我们的膳食就像60年代狂饮汽油的汽车，行动快速、平稳、力量强大，但是污染环境。就像麦迪逊·埃文纽曾明确表达的那样，80年代的膳食是当代人能设计出的适合美国人口味的最佳食品，但证明对我们的健康却不是最佳的。

出于值得称道的目的，为了教育美国大众如何吃得更健康，80年代设计了美国农业部（USDA）膳食金字塔。不幸的是，委员会原设计了一匹马，结果且产生了一个典型的骆驼。USDA金字塔的基坐是精制的碳水化合物，比如面包、麦片、大米和面制品。这些低纤维食物很容易被大量摄取，从而增加体重。蔬菜和水果被划分为两部分，放在金字塔的上一层，看起来似乎不太重要。之所以这么划分是因为部分委员认为，把水果蔬菜放在一起是错误的。按照这些委员的观点，水果比蔬菜的味道好，将它们放在一起会让消费者在选择的时候偏重于水果。而真正的问题是，人们摄取的这两类食物都不够！

由牛奶、酸奶和乳酪组成的奶制品组，与肉类、豆类和坚果类食物并排放在金字塔的另一层上。设计者原希望单独依靠奶制品就能补充足够的钙，但这样的组合实际上并没有增加奶制品的消费。

令人惊讶的是，农业部金字塔的顶部且没有放任何食物，只有一点糖和油。如果你仔细观察，就会发现USDA金字塔的每

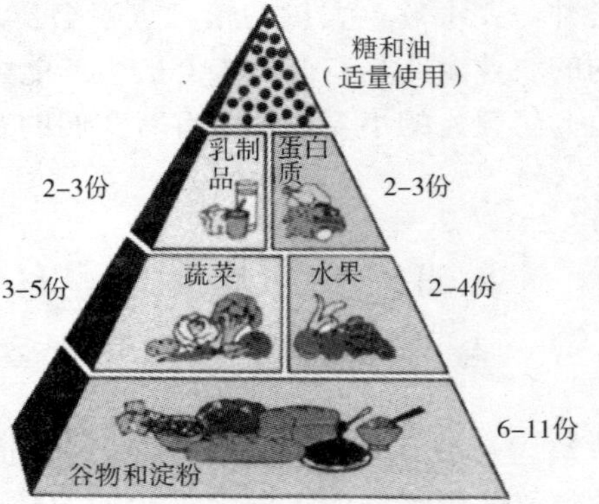

美国农业部(USDA)食物金字塔

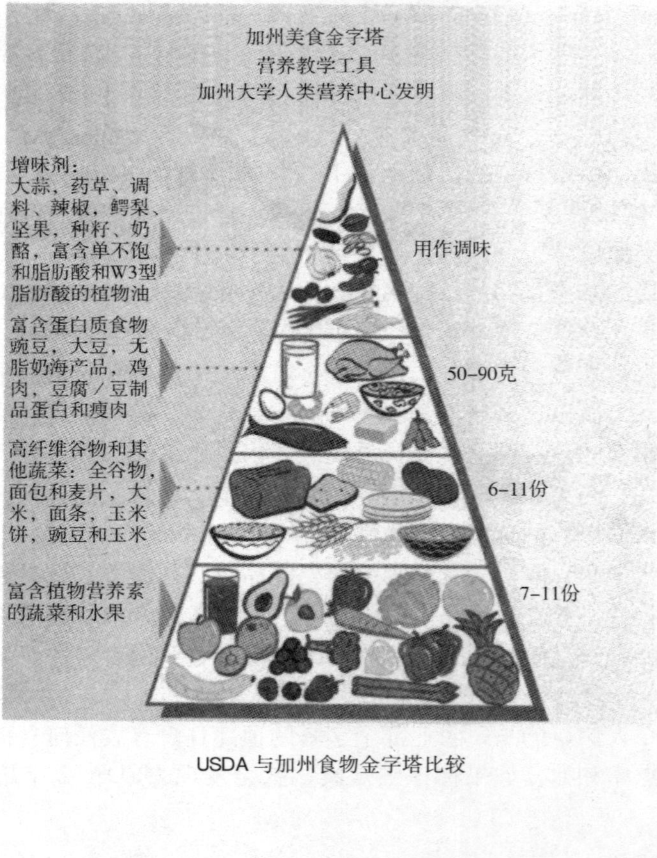

USDA与加州食物金字塔比较

一层都散布着这样的糖和油。给人显而易见的信息是，在美国的食物供给体系中，无论何时何地，油和糖都会伴随着你。膳食金字塔是由一些好心的科学家设计的，遗憾的是，它成了肥胖的处方。

膳食金字塔明显缺少了一组食物：草药和调料。1997 年，我在加州大学洛杉矶分校人类营养中心领导设计了一个金字塔，把富含营养而且让饭菜更可口的调料和草药放在了金字塔的顶部，而不再是油和糖。“加州烹饪金字塔”将蔬菜和水果放在底层，鼓励人们摄取水果蔬菜中的植物营养素，蔬菜水果一般比精制碳水化合物含有更少的能量。再上一层是高纤维的全谷物食品。第三层鼓励人们摄入足量的蛋白质，但同时避免摄入过多的脂肪和能量。金字塔顶部添加了能改善味道的一些增味食物，比如坚果、种子、油、奶酪、调味剂等，而不像农业部金字塔那样把食物中隐藏的几滴油和糖放在顶部。

史前非洲时代，我们的基因更完美地适应了生物多样性的植物环境。虽然时光不能倒流，我们也要运用目前对遗传学的了解来创建一种更好的现代膳食：一种与我们的基因更相适应的膳食，而不仅仅是与历史事件和经济学相吻合的膳食。

食物演变和农业经济

为什么目前的膳食与我们的基因期望相去甚远？追溯人类从伊甸园走到现在的历程，也许可以帮助我们抵御广告的轰炸和来去匆匆的食品时尚对我们膳食的影响。

你是否斟酌过吃的食物？大部分人没有！我们认为，自人类最初定居地球以来，食物营养素的平衡与我们现在所吃的食物差不多。但如果你用几分钟时间思考一下，你就会认识到祖先不可能吃过类似加工食品组成的膳食，这样的膳食装点着现代人大部分的餐桌。

美国人喜爱的食物存在着明显的近代演变过程。某些食物比如热狗、花生酱、冰淇淋圣代、炸薯条、油炸甜圈饼的流行速度快得惊人。回顾这一简短的历史非常重要，原因有二：第一，根据迄今为止所掌握的食物演变的知识，你会理解文化演变进展迅速，已经超出了对味蕾的吸引，没有顾及人类生物学的发展；第二，如果这些食物流行速度如此之快，其他更健康的食物也会如此发展。我们的食品工业面临的挑战是如何将健康融入食品加工；而我们的政府面临的挑战是如何为食品工业搭建一个平等竞争的舞台，促进比喜爱食品更健康的食品的发展。

炸薯片的历史

托马斯·杰斐逊从法国把炸土豆引进到了美国，在白宫宴会上得到了热烈好评。后来，在 1853 年，纽约萨拉托加温泉疗养胜地的一位餐馆顾客抱怨炸土豆太厚，退回给了厨师。推测厨师为了出气，把土豆削的尽可能的薄，然后炸了送给那个好挑剔的顾客。令厨师感到意外的是，这位顾客很喜欢油炸的薄薯片，于是一种流行菜肴诞生了。

1890 年以前，“萨拉托加油炸土豆片”主要是在餐馆里供应。此后，俄亥俄州克利夫兰的威廉·泰佩顿在自己的农场里开办了第一个炸薯片工厂。然后在 1926 年，加州的劳拉·斯卡德发明了炸薯片袋，1929 年继续发明了油炸锅，增加了产量。1933 年，引入蜡纸炸薯片袋，延长了货架期，使得炸薯片更加流行起来。而且，在著名的‘莱斯’牌炸薯片袋子上印着“你不可能只吃一包”的广告语。接着出现了‘普林格尔斯’牌炸薯片，装在铁罐里，一罐可以放在另一罐上面堆起来，形状很适合垒放在一起。在日本，这种炸薯片曾被看作是最典型的美国技术——更高级的炸薯片。它现在仍在全世界销售。市场上也有炸胡萝卜片和其他炸蔬菜片，颜色好看，有一定的营养。但是，油炸食品制作中通常使用了大量油脂。瓦牌炸薯片使用了蔗糖聚酯，一种油脂代用品，减少了一半热量，20 片炸薯片的热量从 150 卡减少到了 75 卡。就向消费者曾估计的那样，食用蔗糖聚酯除了一般胃肠不适以外，还没有发现它有其他任何副作用。现在可以享用油脂含量较少的炸薯片了，虽然它不是用来治疗肥胖的，但也不会比脆饼干和爆米花更有害。

不要拿走我的油炸圈饼！

从虚构的斯普林菲尔德核电站工作的霍默·辛普森大嚼油炸圈饼，到洛杉矶警察局摩托车警察在茶点时购买他最喜爱的奶油炸圈饼，油炸圈饼已经成了美国人最喜爱的食品之一。每个吃油炸圈饼的人最担心政府会采用像不鼓励吸烟的方式去禁止食用这种甜而油腻的圆形食品。尽管这种可能性较小，但是可以改进用大量氢化植物油炸制的所谓不含胆固醇的油炸圈饼，在提供美味的同时，也提供人们某些营养。

知道油炸圈饼是从哪里来的吗？这里有一个故事。油炸圈饼于 1800 年从荷兰传到了美国。在荷兰被称为“油饼”，这是一个合适但缺少吸引力的名字。一名叫汉森·格雷戈里的水手在船轮上叉着他妈妈烤制的油饼吃，并因油饼中心有圆洞而得到好评。一名俄国移民于1920年在纽约发明了第一个制作油炸圈饼的机器，该机器在1934年的芝加哥世界博览会上隆重展出。在油中煎炸的圆圈饼向消费者展示了食品反映世纪进步的含义。自克里斯帕·克雷姆于1937年在北卡罗莱纳州的温斯顿-塞勒姆开了第一家店后，油炸饼圈取得了特许售卖权。邓金·多纳特油炸甜面圈店于1950年在马萨诸塞州的昆西开业。现在，只美国每年就生产100亿个油炸饼圈。

又红又热的腊肠和索尔兹伯里牛排

在一场球赛中，没有什么食物能比热狗更具美国特色了，对吗？实际上，在15世纪时，热狗最初是以法兰克福香肠的形式出现在德国的法兰克福城，直到19世纪才传到美国。1871年，科尼岛的一家食品摊开始把腊肠放在劈开的面包卷里售卖。大约在1900年，在纽约寒冷的马球场举行球赛期间，一名售卖冰激凌和苏打水的小贩亏了本，他买下了所有他能找到的腊肠，将其放进热水罐中，然后小贩延着看台大声叫卖“又红又热，快来买又红又热的腊肠啊”。一名叫做塔德·多甘的体育漫画家画了腊肠在小面包里讲话的漫画，但是他不会拼写“dachshund”，于是将其简称为“热狗”。

由厄伯顿·辛克莱撰写的古典小说“丛林”描述了一家肉工厂在令人震惊的条件下生产热狗的情景。随着美国人健康意识的增强，出现了低脂的鸡肉、火鸡肉和大豆热狗。除了真正的热狗美食家外，现在大部分热狗都是在美国球赛或独立日销售，反映了在保持传统的同时，改善美食健康的努力。

汉堡包在德国有相似的历史起源。在第二次世界大战期间，它们被重新命名为“索尔兹伯里牛排”。由黑肉制成的所谓瘦肉夹饼和火鸡肉夹饼含有40%多的脂肪。脂肪含量很少的大豆夹饼上面盖有调味番茄酱和全麦面包也玩起了与大豆热狗一样的把戏。麦当劳公司对火腿和炸薯片的特许授权和机械化生产已将这个美国美食传播到了世界各地。味道标准化的关键是肉夹饼和炸薯片中与脂肪有关的牛肉味道。掌握了对味道的控制，就消除了快餐店汉堡包质量的可变性。如果整个大豆汉堡包对于你来说太多，那么一份 50 比 50 的大豆汉堡包，即一半大豆一半牛肉，也能保持风味。

调味番茄酱或者烹调酱

一种来自中国的“Ke－tsiap”腌鱼酱传到了马来西亚，在那里被称为“Ketjap”。与酱油类似，英国海员在 17 世纪把 Ketjap 带到了英国。它是一种由蘑菇、牡蛎，或未成熟的核桃制成的辛辣调味品，变成了大家所知的“Ketchup”。18 世纪时，在调味品里添加了西红柿，为了区别于最初的“Ketchup”，将其改名为西红柿调味酱。拼写上的变化，如写成“catsup”也是可以的，反映了对最初来自中国或马来西亚的“Ketchup”的不同改变。只是在 1876 年，当拉瑟福德·海斯有争议地当选为总统时，西红柿调味酱才装在瓶子里在全美国销售。以西红柿为基础原料的调味品的巨大流行掩盖了西红柿调味酱的其他变化。不久，“Ketchup”前面加西红柿一词变得没有必要了。“Ketchup”增加了膳食中的番茄红素，人们能够消化利用西红柿酱和西红柿汤里的番茄红素。但是，必须要吃半杯西红柿酱才能摄取足够的番茄红素。联邦贸易委员会禁止调味番茄酱生产者宣传其健康益处。调味番茄酱中也含有能增加味道吸引力的糖和醋。印度以咖喱粉而出名，中国以酱油出名，美国除了调味番茄酱外没有自己传统的调料。无论如何，在炸薯片里加入调味番茄酱，就不再是一份蔬菜了。

花生酱的发明

在1890年代，给我们带来早餐麦片的约翰·哈维·克劳格给他的素食患者食用磨碎的花生并取得了花生酱的专利。1904年，C.H. 萨姆纳将花生酱推荐给了参加圣路易世界博览会的观众，1908年，克雷马制品公司（目前仍在营业）开始出售花生酱。

现代花生酱出现在1920年代早期，那时约瑟夫·罗斯菲尔德搅拌花生酱来确保均匀光滑，并发明了一种使花生油和花生酱不分离的耐储存的方法。斯威夫特公司将罗斯菲尔德的方法运用到E.K. 庞德花生酱的生产中，随后，这种花生酱以疲得潘之名闻名于婴儿潮时期出生的人，这些人都是在60年代观看迪斯尼节目的人。花生酱和果冻三明治已经成为拒食任何其他食品的孩子的救急食品。给小鼠或大鼠饲喂花生酱可以消除食欲抑制，证明了花生酱的普遍吸引力。花生酱如此美味，致使这些啮齿动物变得如遗传倾向于肥胖的老鼠品种那样的肥胖。与其说花生酱是一个蛋白质来源，不如说是一个脂肪来源。儿童对花生酱的喜爱表现在糖果和三明治饼干都加了花生酱，甚至泰式鸡饭也加入了花生酱调料。

不要吃圣代

没有什么比热巧克力圣代上面加生奶油和黑樱桃酒更好吃的东西了。这种纯美国式的美食是如何形成的？冰冻的甜点是从东方传入欧洲的。马可波罗带回了在中国旅行时获得的冰冻水果的配方。意大利厨师发明了冻冰和冰冻牛奶的食谱和技术方法。1670年，一名西西里岛人，弗朗西斯科·普罗克佩尔在巴黎开办了一家咖啡店，开始卖冰冻食品和冰冻果子露。这些食品在巴黎非常流行，以致到了1676年时，法国首都有250家冰冻食品制造厂商。18世纪末，巴黎一家咖啡店的老板—托托尼因发明了冰激凌而出名。在美国，冰激凌的发展得到了乔治·华盛顿、托马斯·杰弗逊和多利·麦迪逊的支持。费城成了美国冰激凌制造业的中心。1874年，在费城发明了苏打冰激凌。便于携带，自身有包装的锥形冰激凌发源于1904年的圣路易世界博览会。

依据伊利诺斯州埃文斯顿公共图书馆的资料，圣代冰激凌于1890年起源于埃文斯顿，是由当地的一名药剂师把玉米糖浆加到苏打冰激凌的上面而发明的。城市的创始者觉得它是如此的美味，以致周日礼拜后，食用它会有罪过感。药剂师获得了售卖含糖浆但不加苏打的冰激凌的法令。为了避免与英文周日一词相混淆，不含苏打的苏打冰激凌被命名为圣代。在周日卖出的冰激凌比其他几天多。名字是有影响力的，冷冻的营养蛋白质代用粉可以模仿冰激凌的经验。如果有一些激励机制，制作健康的冰激凌、甚至是加无脂巧克力糖浆的圣代冰激凌也是可以实现的。

问题的关键是什么

我可以不断地讲下去，但是关键问题是：花生酱、圣代冰激凌、热狗、汉堡包、炸薯片以及比萨等食品并不是慢慢发展的。相反，它们会突然出现在市场上，具有呼啦圈式的经济能量和更长的持久力。你可能已经喜爱这些口味，但是口味是会变化的。如果你关注你的健康，那么可以学着去喜爱更健康的食品。

基因进化时代的膳食与当今时代间的差异明显造成了肥胖及许多常见慢性疾病目前在世界发达国家的广泛流行。

狩猎采集者的膳食指导委员会

从某些方面来讲，我们的膳食还是相当好的。美国经济成功地供养了超过2.5亿的人口，除了个别人，大部分美国人都不会忍受着饥饿而入睡。没有人会因为缺乏维生素C而死于坏血病或由于缺乏维生素D而患上佝偻病。另一方面，目前营养过剩以及基因与膳食之间的不相配所导致的疾病流行，表明我们的膳食需要许多方面的改进。

在有历史记载的地方，科学家已经开始研究200多年前狩猎采集者的饮食习惯和膳食组成。研究发现，没有任何一种单独的膳食获得了狩猎采集者膳食指导委员会的认可。相反的，人们采集植物食物和狩猎，尽最大努力在不同的环境中生存下来。在温暖的气候环境有丰富的植物食物，而在寒冷的气候环境中，人们更多地依赖于动物肉来生存。那时的动物与我们今天用谷物喂养的动物不同，含有的脂肪更少，脂肪的类型更健康。在最困窘的时候，狩猎采集者甚至成了食腐者，会吃能找到的任何食物。

当我们人类离开非洲时，我们的基因已经发展了适应不同膳食的机制。这一灵活性使人类在极其不同的食物环境中生存下来。一类人群能完全依赖于植物，而另一类人群主要依赖于鲸脂便能生存下来，人类靠其他东西怎么不能生存呢？因此有理由推测，这样的膳食多样性对染色体产生了一定的影响，因为世界上的人们生活在极其不同的环境中。

古代农业与现代食品的生产和销售

现代在导致我们的基因与膳食间产生裂缝的最重要因素是：令人难以置信的成功农业、食品加工和食品销售。1987和1988年美国全国食品消费调查显示所有美国人的总能量（卡路里）摄取如下：

谷物：31%
奶制品：14%
饮料：8%
油及调味品：4%
添加的白糖和糖果：4%

这些食物中没有一项是古人食用的，但却占当今美国食物摄取量的60%多。它们都是农产品和加工食品。人类的食物选择机制不再基于生物学，而是依赖于食物的味觉、成本以及方便性来选择食物。

一项膳食调查显示，澳大利亚土著居民食用超过800种的不同野生植物食品。如同下表所示，这些植物的种类分布使我们对狩猎采集者的植物食物的多样性有所了解。

即使我们把谷类早餐麦片的组成食物分别作为单独食品计算，也没有几个人能够检出超市中的天然食品能达到800多种。记住，温带、亚热带、热带雨林或热带草地的野生植物的多样性要远远多于澳大利亚土著居民生活的地区。

植物要在自然环境中生长，就必须和昆虫、人类、其他植物以及环境相互竞争。植物获得的遗传防御其中也包括制造对人类可能有益或有害的化合物。但是当农民选择植物去种植的时候，就创造了更加相同的植物品种，缺乏遗传变异，更容易遭到单个害虫的毁灭。在19世纪中期，爱尔兰土豆作物遭到一种害虫的毁灭，引起了饥荒和一百万人的死亡。1970年，美国15%的玉米作物遭受席卷整个玉米带枯萎病的袭击而受到毁坏。

植物食品类型对于野生植物膳食的相对贡献表

植物食物类型	数目*	百分比%†	每克所含能量‡
水果	317	41.3	3.97
块茎	86	11.2	4.06
其他种子	74	9.6	12.38
坚果	74	9.6	12.80
根	51	8.5	3.93
阿拉伯树胶种子	55	7.2	14.73
鳞茎植物	30	3.9	6.78
叶子	28	3.6	2.55
花	16	2.1	3.56
混合植物食品	14	1.8	3.81
干果	7	0.9	12.18
树胶	2	0.3	9.96

*数目：该类别中不同品种（如：水果）

†占总数的百分比：各种类的食物占768种食物的百分比

‡每克所含千焦耳的能量：千卡的米制等价计量单位

农业技术与经营已经结合了当代工业技术，比如自动的收割技术，它在大片种植相同作物的田地里的工作效率很高。农业科学在继续寻找生长快、耐虫害以及公顷产量高的作物。现在美国的大多数农场种植主施用高效的化学肥料，同时使用有毒的杀虫剂和除草剂去保护不具自然防卫能力的农作物。

现代农场主不必一定采取这种方式。在美国加州中部城市弗雷斯诺的郊区，一位63岁叫盖瑞·皮茨的种植主拥有一片葡萄地。你很容易找到这块葡萄园，因为一行行的葡萄藤与遮盖作物、一排排的大麦、燕麦和雪豌豆轮流交替栽种。这些覆盖作物给有益昆虫提供了完美的家，这些益虫可以消灭吞噬葡萄的害虫。他几乎不用化学除草剂，只需把覆盖作物犁进土壤，覆盖作物中的氮可以用作天然肥料。他在土壤中施用三种混合肥料，给作物提供了良好的营养，作物自身就能够抵抗大多数疾病。他运用化学药物作为最后的手段来抵御一种吃葡萄根的特殊害虫。他的作物附近的土壤有活的蚯蚓生存。他的竞争者给作物喷洒农药、除草以及清除土壤中的虫害，但是他的农场每公顷产量是他的竞争者的两倍。

皮茨与古代种植者的做法非常类似。古代种植者依靠对土地的认识，在种植农作物时施用一些鸡粪。今天农场经营主要依赖于化学物质的使用，因为用当今的种植方法生产的作物，抵御疾病的能力很低。虽然有机食品运动在发展，但杀虫剂的广泛使用还在继续增长。在过去的20年中，加州果树种植者已经显著减少了化学物质的使用，但是杀虫剂、除草剂以及杀真菌剂等化学物质的使用仍然是一个世界性的问题。

烹饪熔炉

一连串的文化和历史事件结合在一起，形成了我们今天的膳食。方便食品已经成为了我们的日常消费产品。这些食品是从一个仍在演变的多国烹调熔炉中发展而来。我不确定我们的老朋友-智人是否会喜欢泰式鸡肉比萨或鸡肉凯撒墨西哥玉米煎饼。但是机会很好，如果他能逐渐适应这些食品的强烈味道和便利性，只要能获得这些食品，他就不会回去过打猎和采集的生活。

与人类的演变过程不同，食品演变过程迅速，而且具有特征。当两种或更多的文化相遇并相互交流食物习俗时，食品演变就会非常迅速。

在古代中东首次种植草药时，就出现了这种类型的交流。在穿越戈壁沙漠通往中国的丝绸之路上，已经发现了高大白种人的木乃伊状的遗骸。这些人死于三百多年前，当时法老王还在统治埃及。他们带着各种各样的香料和草药的样品。在很多世纪后，马可波罗在中国逗留后将这些东西带回了欧洲。

当代的墨西哥烹饪起源于西班牙人和阿芝台克人饮食文化的交融。在菲律宾，亚洲人群已经发展了与印尼相类似的烹饪方法，西班牙文化的统治只在很小的程度上影响了菲律宾人的烹饪方法。时至今日，菲律宾与墨西哥的烹饪相比，很少用辣椒。在欧洲，西红柿和胡椒影响了意大利、德国、法国和匈牙利的烹饪，实际上决定了这些国家的烹饪方法，但在公元 1500 年以前还不存在这些烹饪方法。

美国膳食也是历史和文化演变的产物。在印第安人教会用鱼来给玉米田施肥以及如何饲养和食用火鸡以前，朝圣者常常处在饥饿状态。一旦黄色的玉米波浪覆盖了中西部的田野，美国人确定他们有足够的食物来保证他们能够到处走动，才可以放心地来休息。现在，谷类如小麦、玉米和水稻是美国膳食的重要支柱，而且引起了早餐麦片的普遍风靡。这些装有早餐麦片的彩色盒子和早餐麦片通道占据了超市加工食品每英尺最高价格的展示空间。

移民人群带来了许多不同的风味和味道，美国加工食品工业已经结合了这些风味和口味。比萨、美式中国食品、德州-墨西哥式烹饪、汉堡包，热狗以及炸薯片都已经被美国人所接纳、所适应，并已融入美国的饮食文化中了。

恢复膳食的多样化

当然，加工食品是令人喜爱和非常美味方便。你可以用低于5美元的价格购买含有一天所需要热量的快餐食品，可以在旅行驾驶时用餐，而且清理打扫非常方便，只需把包装材料卷起来扔到垃圾桶里。与我们祖先为了生存而辛苦费时的收割和准备食物相比，我们现在很容易就能获得每日所需的营养。

30年前，当我还是医学生时，我学到一个人可以从4组基础食物得到所需要的一切营养。我也学到奶制品是钙的唯一良好来源。如果没有红肉，你一定会缺铁。根据那时的营养知识，蓬松的白面包可以从12个方面来建造我们的身体和肌肉，因为它添加了12种维生素和营养素。由营养专家组成的国家营养机构声称没有所谓的垃圾食品，因为所有的食物都可以提供一定的营养。营养领域已经成为一项产业。人们认为，商店货架上放置的包装和加工食品一定和天然食品一样好，富有营养。出售这些包装食品比按老方式做事要赚钱的多。

1950年代欢乐谷膳食引起了膳食书籍的畅销

50年代高脂高热量的典型膳食对当时大多数的美国人来说没有意义。因此，当时兴起了一种活跃的反传统文化，拥护一种不同的饮食和生活方式。这包括写作和阅读这些书籍的人：弗朗西斯·穆尔·拉蓬所著的《小星球的膳食》；戴维·鲁宾的《你曾想知道但是害怕去问的一切营养知识》；厄尔·明德尔的《维生素圣经》；纳瑟·普里蒂金的《普里蒂金的膳食革命》；玛里琳和哈维·戴蒙德的《健康的生命膳食》。

维生素补充剂和减肥产业的兴起

营养补充剂已经流行好多年了。曾经只是那些具有边缘缺乏的人才服用维生素，现在且比以往有更多的美国人服用某种维生素补充剂。目前有 50％的美国人服用维生素和矿物质补充剂，但是只有 35％的美国人记得有规律地的服用。

减少体重是一件持续困扰人们的事情，导致了减肥书籍无止境的出版，都试图去解释一些有关碳水化合物或蛋白质能够减肥的关键秘密。阿特金斯减肥法的饮食计划告诉了人们他们想听的东西，即他们可以食用他们喜欢的食品，但是仍然能够减肥。这是真实的，但是水果和蔬菜中发现的各种植物化学物且在高蛋白/高脂肪、富含肉和乳酪的阿特金斯膳食中缺失了。如果你去当地的健康食品店或位于纽约的阿特金斯医生的办公室，你就会看见他正在出售膳食补充剂来补充他的饮食计划缺乏的营养物质。当然，肉类产业和美国农业部却喜欢这种膳食。这是第一本引起衰退的红肉产业售量增长的减肥书籍。在过去的 5 年时间里，烧烤屋成为增长最快的餐馆种类。时代杂志上阿特金斯医生 69 岁生日时切大块烤牛肉的照片帮助传达了那些想减肥的美国人现在可以吃肉的信息。不幸的是，一位五英尺高的妇女每天消耗 1200 卡的热量，她会从一块含有 50 克饱和脂肪的牛排中就可获得了全天的热量限额。

我们的膳食确实增加了人群患慢性病和早衰的风险。为了阻止传染病、饥荒和营养不良的发展，维持真正的健康膳食，我们需要按照我们祖先的提示，恢复我们膳食的多样化。食用各种各样的适宜种类的食物，这是营养学界争议题目中的一个缺失部分。

学术界、食品企业与政府

自从 1915 年美国政府第一次宣布膳食建议时起，学术界、食品工业以及政府就一直在一起努力，给我们提供适宜的膳食。当我们浏览陈列于超市货架上的彩色食品盒、罐头以及瓶子时，我们看到了学术界、政府和食品制造商相互合作的有益成果。虽然彼此合作，但各自都有自己的议程。

学术界可以通过人类生物学的科学进展来优化膳食的健康品质。作为在企业生存约束下的利润投机者，食品企业一般会在这方面有意图地进行运作。政府加在中间，经常会收到学术界的不同建议，又不得不应对食品企业规避政府法则的约束，这会破坏法则的底线。学术界在营养领域制造的争议比解决的争议要多。然而基于这些学术建议，可望政府能够为食品企业和消费者提供指导和行动的规则。

虽然是一个难以理解和参与的系统，但是，其内在的检查和平衡能够让这一三重唱在一起很好地开展工作，在世界上建立一个相对较好的系统。但是该系统目前还不够好。在这点上，基于人类遗传学和营养学的知识，我们需要调整这个系统，以便更新我们的食物供应。

应用 RDA 的困惑

上述系统的一个问题是，政府在营养素推荐议题上趋向于极其保守，在认识较大量地摄取维生素和矿物质的健康价值方面行动迟缓。政府对于每日维生素和矿物质摄取量——推荐的膳食摄入量或 RDAs——的指导方针已经使用了几十年。他们从来不打算提出最优的摄取量，但是却制定了预防缺乏病的最低的营养需要量。对应用维生素和矿物质预防慢性病的研究不断表明，RDA 是不够的。

1980 年代出现的关于维生素 C 的 RDA 的争论，是政府努力为美国人建立膳食推荐量的一个很好的例子。美国政府任命的食品与营养工作委员会的专家被分在两地，分别开展每日抗氧化维生素 C 摄入量的推荐研究。比较保守的一组坚持，过去的研究显示每日丢失的维生素C只占整个体内储存的1500毫克维生素C的3%。他们建议每天的需要量应该设定为45毫克。比较激进的一组认为，从食物中摄取的维生素C的量太低，应该将维生素C的推荐摄入量提高到每天60毫克，以鼓励人们食用更多的水果。如果你了解一个橙子就含有74毫克维生素C的话，你会觉得这种争论毫无意义。

很多著名研究已经证明，大量摄取维生素C对于帮助身体对抗自由基、防治心脏病、癌症以及传染性疾病是非常有用的。大多数人每日摄入500毫克维生素C不会有问题。机体会激活基因，使额外的维生素C排泄到尿液中。

营养的政治学

当商业、科学和政府彼此合作来给公众提供膳食推荐摄入量时，真正的事实就会很快淹没在老套的广告宣传以及公司说客的努力之中。奶制品业的盛衰沉浮就是一个很好的例子。政府曾经给已濒临破产的奶制品业提供资金，鼓励奶制品生产。此时，掀起了介绍牛奶健康价值的高潮，尤其是有关牛奶为健康骨骼提供钙的核心作用。政府帮助奶制品企业进行促销，通过广告向美国人推荐食用奶制品以获取奶制品中的钙。奶制品业很快知道健康信息不能帮助销售牛奶，他们并没有从后来的“白胡子”和“喝奶”的宣传运动中获得好运气。因为，果汁产业再次在政府的帮助下，在橘汁和西红柿汁里加入柠檬酸钙或苹果酸钙，学术界发现身体对果汁钙比牛奶钙的利用率更高。

如果你回忆前面有关古人如何选择食物的讨论，你就会明白，我们的消费文化已经远离了我们缓慢演变的遗传程序。我们的食物选择已不再与遗传学与生物学相关联，而是政府、学术界和企业强加的结果。这些部门联合起来，建立膳食指导，发布广告塑造我们的文化演变，运用心理学的计策去说服消费者，让他们相信某些产品能够丰富人们的生活，改善人际关系以及健康状况。

选择新的食品仍然是可能的

食物的种类和多样性变化比我们的基因组的理想演变要快得多。但是有可能将食物供应和遗传学出现的最新科学信息结合起来。这样的事情已经出现了，消费者的需求和期望改变了食品的营销策略。

当消费者告诉食品企业，他们不喜欢炸薯片上的褐色斑点时，那么就会培育出炸制无褐色斑点的纯金黄色薯片的土豆。现在，美国的所有薯片都是用黄褐色的伯班克土豆炸制的。完美的炸薯片是将薯片放进编程的炸锅中，侵到高热的油中制作的。最初，这种油含有神秘的成分—猪油。之后，氢化的大豆油在高温下也能提供同样的热稳定性。现在制造商会宣传炸薯片不含胆固醇，使用100%的植物油，已经适应了消费者的需要。

蔗糖聚酯的故事，无脂的脂肪

在1980年代，低脂膳食开始流行起来。食品产业依据其嗅觉，按照消费者的需求，开发了一千余种不同的无脂食品。为了让这些食品品尝起来和全脂食品一样美味，食品制造商简单地用添加糖替代脂肪提供的热量。甜味对于人类味蕾的吸引力造就了低脂高糖食品的风行。一些食品如快餐饼干试图尽可能的不含脂肪和热量，且发现自己正在与“真正的”饼干在相互竞争。1980年代末，“无脂”脂肪——蔗糖聚酯，最终出现在市场上，但是被美国食品及药品管理局限制使用在所谓的美味快餐薯片上。这种食品创造了奇迹，与脂肪类似，但是不会被身体所吸收。将脂肪酸配接在蔗糖分子的六个角上产生的这种脂肪，可以抵抗身体内的正常消化过程。正常消化过程可以把普通膳食脂肪和油里的脂肪酸从三碳的甘油三酯上裂解下来。

虽然这项发明带来了一些希望，但是受到了烹饪油生产者多年的联合抵制，直到最后获得严格的批准。然后它会引起腹泻的谣言开始传播开来。用普通油和蔗糖聚酯制作的爆米花进行对比实验，证明传言是不对的。不幸的是，太晚了。虽然没有人因食用蔗糖聚酯制作的薯片而生病，但是低脂的时代已经过去了，阿特金斯医生的时代开始了。

农业对消费者的回应

最近，当哈佛的科学家告诉消费者，来自氢化油的反式脂肪酸可能威胁人们的健康，政府规定所有含氢化油的食品必须在食品标签上标明反式脂肪酸的含量。农民为回应消费者的需要，培育了亚油酸含量更低的大豆新品种，不用经过氢化就可以食用，货架期更长。消费者要求没有损坏和腐烂的水果和蔬菜，这就意味着在水果和蔬菜在坚硬和无瑕疵的时候就要开始收获。虽然这些植物性食物可以忍耐运到市场的长途运输，但常常味道不足，减少了植物化学物的含量。比如，温室西红柿比你在商店购买的普通喷乙烯的绿番茄含有更多的番茄红素（红色色素）。

消费者是上帝

当消费者表达他们想要的东西时，企业和政府最终要予以回应。在以上所提到的情况下，企业在努力结合一些有关食品和健康的最新知识，尽可能生产销售味道良好的食品。但是在大多数情况下，这些努力只是次要的考虑。

当代工业社会已经缩小了我们选择典型食品的范围。我们繁忙的生活方式也占有一定的原因。我们剥夺了基因进化的机会，使其达到可以与这种新型膳食相互作用的地步。消费者常常基于习惯、方便性、强烈的甚至是成瘾的口味以及食品的质地来决定他们想要什么，这些食物的大部分营养价值可能在加工过程中损失了或者食品中加入了一些不健康的成分。

可是，一个转变正在出现。越来越多的人基于对他们最有益处的可靠信息来选择食物。当消费者朝着这个方向发展时，食品企业别无选择，只得根据消费者的需求来生产食品。

预防处方正在优化我们的膳食

现在佝偻病、坏血病、糙皮病以及其他营养素缺乏性疾病已经被征服了，持续增加的食品供应已经帮助阻止传染病在营养不良人口中的流行，但是大自然在人类发展的路途上又设置了一道新的障碍：衰老性慢性病。当你走出灌木丛，担心下一餐如何解决时，衰老疾病不会在你思考当中。但是，你在今天这样的年龄，不可能经受饥饿或维生素缺乏的折磨。因此，我们现在就存在人类历史上从未有的机会，应把我们的注意力转向探讨如何生存得更长久、活得更健康。

在膳食中添加各种水果蔬菜来预防慢性病，需要一个全新观点的膳食指导。膳食指导如传统的每日膳食推荐量是设计用来提供充足的营养，避免营养素缺乏疾病的发生，不是设计来推荐维护最佳健康的膳食的。为了简化食品标签，没必要为不同年龄的男性和女性分别列出他们的每日膳食推荐量。已经建立了一种带有一组单一热量和营养素推荐的合成的每日膳食推荐量——USRDA。我开玩笑说，这是为30岁的怀孕男性设计的。由于人类基因组是如此的多样化，因此基于典型个体组成的性别和年龄组而制定的膳食指导不再能满足人们的需要。我们食用的食物与我们的基因会产生密切的相互作用，能够增加或减少慢性病的危险。

随着你对正在出现的医学奇迹的逐渐了解，请记住本书给出的原则和教训。只有把我们的社会托付给健康教育的新时代更加注重自我护理；只有我们承担起彻底改造农业来提供维护健康的食品和草药，我们才能实现生物技术对新时代的承诺。

附　录

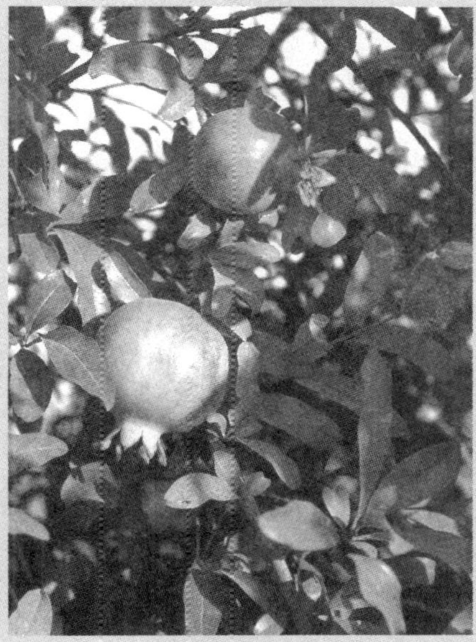

附录1　检测你的热量和蛋白质需要

你的基因在很大程度上决定了你的蛋白质需要。最重要的遗传决定因子之一是你的性别，是男性还是女性？就体重和身高来说，女人几乎总是比男人含有更多的脂肪和较少的瘦体组织——不储存脂肪的组织。维持肌肉组织比维持脂肪组织需要更多的热量和蛋白质。所以说，维持同样体重，妇女需要的热量和蛋白较少。我给你的计算热量和蛋白质摄入量的公式将会考虑性别和其他遗传差异。

我在营养医学临床研究的15年中，一直使用一种叫做“生物电子阻抗分析仪”的设备。我使用这个仪器检测瘦体组织和估计每日热量的需要量。检测简单，只需要病人脱掉鞋和袜子。很像测心电图一样，抹上胶体的电极放在病人的手和脚上，给身体通上微电流。肌肉含水约70%，可以导电，脂肪是绝缘体，不导电。两种组织的导电差异使仪器能测定电阻，仪器把电阻放进计算瘦体组织的公式。一旦知道了瘦体组织量，我们就能计算脂肪组织量和体脂的百分率。

根据你的瘦体组织量，采用另一个公式来计算热量需要量。很简单，只是瘦体组织的磅数乘以14得出静息时的热量需要量。这是你静息时的代谢率。

一个有100磅瘦体组织的妇女休息时，每天会消耗1400卡的热量。假设她的丈夫有150磅瘦体组织，休息时会消耗2100卡的热量。假如本例中妇女的身高是5英尺2英寸，而她丈夫的身高是5英尺10英寸，比女性高的男性一般瘦体组织含量多。如果他们一起坐下来，吃一顿用牛排、蔬菜、沙拉和甜点制作的丰盛晚餐，含热量为1300～1500卡，丈夫会满足大部分的热量需求，而妻子可能超过了她一天的热量需要量。另一方面，我也遇到过瘦体组织比男性多的女性。我曾有一个女性病人，她身高为 5 英尺 10 英寸高，有 300 磅体重，但是且有 180 磅的瘦体组织。她每天的基础代谢率是 2520 卡。吃同样的膳食，她会比上例中提到的丈夫和妻子更容易减少体重。

男人和女人在一生中随着年龄的增大，会自然经历肌肉和脂肪分布的变化，热量需要量相应下降。肌肉量下降，脂肪含量上升。常常需要付出许多努力来防止这种转变。到 40 岁时，几乎最小心的人（或者遗传天赋）预期也会经历某种形式的“中年发福”，特别是在体力活动下降和饮食习惯不好时，肯定会出现这种情况。

你可能现在猜测我给出的蛋白质需要一定不是一个精确的数值。我无法告诉你去吃三颗草莓、一颗树莓和一根香蕉来满足维生素需要。我也无法告诉你需要摄入蛋白质的精确数量。如果你的估测合理，你将摄入足够的蛋白质来满足食欲和平衡胰岛素对碳水化合物的反应。你也将有摄入足够蛋白质来维持肌肉量（结合定期锻炼）。

要估计你的基础代谢率、节食时要减少的体重磅数和要达到的目标体重，掌握你的瘦体重量是第一步。测定瘦体重最实用的方法是用我在前面提到的生物电子阻抗分析仪。打电话给当地的体育馆、健美中心和医生办公室联系测定瘦体重。在专门的小器械商店，你可能找到体脂计，带有赤脚站的或手握的金属板。它不像我在实验室使用的仪器那样精确，但也可以很好地估测你的瘦体重量。

一旦你测定了瘦体重，你可把数值放进这个公式里：

瘦体重量×14 卡/天＝静息代谢率（RMR）

RMR 代表每天休息时你燃烧的热量。一旦取得了这个数值，你每天还剩有 25％的总热量消耗。你是否过去在努力减肥，如果是在减肥，把 RMR 作为你的总热量需要。如果你没有锻炼，增加日常锻炼就会增加能量消耗，消耗超过摄入能量，体重就会减少。如果你体形是瘦的并保持运动，RMR 乘以 1.25 就可以估测你的热量需要量。

现在你可以继续估测你的蛋白质需要量。大多数人一般每天每磅瘦体重需要一克蛋白质，就能很好的满足需要。

瘦体重量×1＝每天需要的蛋白质克数

所有的蛋白质不完全相同，你摄入的蛋白质是 21 种氨基酸的不同组合。在这 21 种氨基酸中，有 9 种是必需的，人需要从食物中摄取来避免氨基酸缺乏病。非必需氨基酸可以在体内由必需氨基酸来合成。

蛋白质食物可根据 100 的分值来分类。鸡蛋蛋白中存在人类所需蛋白质的理想氨基酸组成，蛋白的分值是 100，它包含所有必需的氨基酸，身体容易消化和代谢。牛奶中的酪蛋白也很好，分值为 99。大豆蛋白的氨基酸组成几乎与动物性食物的一样好，分值接近 100。红肉、鸡肉、鱼肉蛋白质的分值为 80，玉米和豌豆分开食用时，分数只有 20 和 40。如果玉米和豌豆合在一起吃，由于氨基酸的相互补充，集合的分值将达到 80。

植物蛋白质缺乏必需的某些氨基酸来满足我们的遗传需要。完全素食的类人猿不能与我们杂食的狩猎采集的祖先竞争。考虑我们人类与动物品种具有遗传相似性，动物蛋白应该能更好地满足我们的蛋白质需要，这是有意义的。植物蛋白质可以结合在一起相互补充不完全的必需氨基酸组成，从而提供完全的蛋白质。你可以将谷物与豌豆结合来形成完全蛋白质。试试黑豆与大米配合，破裂豌豆汤与谷物面包配合，玉米薄饼配合花斑豆，鹰嘴豆混合芝麻酱。

附录 2　配制膳食的工具

经常上网的人可以访问一个网址来增强对本书的理解。

* www. Miavita. com：我是这个网页的科学顾问，网页提供了食谱和对本书所提供的减肥和颜色编码膳食的补充材料。

网页也提供增加理解使用本书的方法：

生物电阻分析仪：使用过四电极仪器的医生可以操作它。制造这种精密仪器的某些制造商是：密歇根州底特律的 RJL，Inc；华盛顿州西雅图的 Biodynamics，Inc。它与百货商店里发现的仪器制造商不同。政府并没有制定这种仪器的使用标准，但是它的应用广泛。我们的部分研究已经验证这种仪器。从这种仪器获得的信息对应用前面提到的附件 1 至关重要。

计步器：在任何新颖的电子商店和一些百货商店可以买到这种仪器。它有电子数字计数和感知运动的内部装置来记录移动的步数。精确度很高，但人和人之间消耗的热量不同，设定你个人的目标，争取每天达到这个目标。

致谢

在美丽的南加州的阳光照耀下，我如此有福气，得到了我的家庭、朋友、同事和病人的大力支持。正是在上帝创造的这种地中海气候下，我形成了本书的写作思路。我要感谢我的妻子——阿妮塔，我的孩子——马克和阿德里安娜，对我在家庭办公室打字时给予的支持。我要感谢苏珊·鲍尔曼（科学硕士，注册营养师），她是 UCLA 人类营养中心的助理主任，没有她的支持、奉献和努力，本书是不可能完成的。她编写了所有的食谱。当我依据科学和生理学基础挑战公认的营养教条时，得到她的共鸣和支持。

我要感谢丹尼尔·亚伯拉罕、米歇尔·米尔肯、洛韦尔·米尔肯、黑尔姆·萨班恩、雷蒙德·斯塔克、埃德华·斯坦伯格博士、丹尼斯·蒂托、斯科特·康奈利博士、亨利·伯迪克、安迪·格罗夫、阿特·克恩和贝斯·科布利勒。他们的资源、灵感和支持使得 UCLA 人类营养中心自 1996 年开始筹建以来，在很短的时间里就变成了现实。

没有一本书籍来源于独创的思想。我想感谢那些对我写作本书给予很大影响的思想领导者。贾里德·戴蒙德博士是 UCLA 的生理学教授，他的书籍——*Gunns*，*Germs*，*and Steel* 和 *The Third Chimpanzee* 讲述了人类进化、农业发展和食品驯化，启发了我配制更符合基因膳食的方法。斯蒂芬·杰伊·古尔德教授的书籍——Full House 用细致的科学术语解释了进化的本性，对我关于人类进化、文化演变和膳食的论据提供了合法性的基础。科学杂志每周报道基因组学对医学的影响，我阅读每个新的进展，总是给我以激励。

我在写作本书的同时，还承担指导 UCLA 人类营养中心开展工作的责任，指导开展一项研究项目，涉及两项美国国立卫生研究院资助的中心培训项目，组织北美肥胖研究学会的年会。没有我这些亲密的同事的协助，我是不可能完成这些工作的。他们是维尔·亮·高，伊恩·伊普，兆平·李，罗伯特·伊莱绍夫，黛安娜·哈里斯，菲尔·凯埃夫勒，奥德·伦伯塔斯，杰克·卢西斯，庆义·鲁，苏珊恩·亨宁，朱里厄·利奇尼，梅·恩盖伊，玛丽·王，和他们的研究同事及其工作人员。

我也要感谢 ReaganBooks 出版社的本书编辑道格·科科伦，是他的指导和帮助使得本书更易为一般公众所理解。本书原来是一篇学术论文，题目叫做“为你的基因吃饭”，是讲给更小部分的听众的。我也要感谢维吉尼亚·霍普金斯对本书初版的编辑和写作方面的帮助。我要把我最大的谢意送给朱迪斯·里根，她对本书信息的信任和创造性贡献贯穿始终。